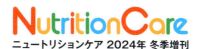

病棟業務で活用できる

栄養評価と栄養療法の キホンQ&A

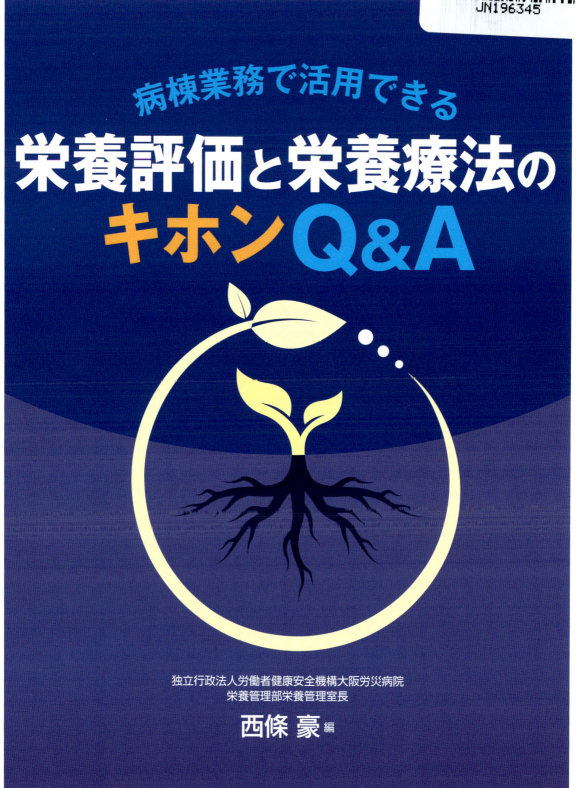

独立行政法人労働者健康安全機構大阪労災病院
栄養管理部栄養管理室長

西條 豪 編

編集にあたって

　近年の診療報酬改定において、栄養関連項目が高く評価されています。また入院基本料などの見直しにより、施設基準における栄養管理体制の基準として「標準的な栄養評価手法の活用および退院時も含めた定期的な栄養状態の評価を栄養管理手順に位置づけること」が明確化されました。これらを受け"栄養"の専門家である管理栄養士には、適切な栄養評価による栄養障害の早期発見とそれらに対する実践的な栄養管理計画の立案が求められており、根拠に基づいた介入により患者の栄養状態を改善させ、治療効果を最大限にひき出すことが重要です。

　近年、医療機関では多様化する栄養障害への対策が重要な課題となっています。本書では、「栄養評価」と「栄養療法」の基本について、Q&A形式でポイントを絞って解説します。管理栄養士が医療職として、実践的な栄養介入を行うための入門書としてご活用ください。

2024年11月

独立行政法人労働者健康安全機構大阪労災病院栄養管理部栄養管理室長

西條 豪

病棟業務で活用できる
栄養評価と栄養療法の キホンQ&A

編集にあたって ……………………………………………………………… 3

編集・執筆者一覧 …………………………………………………………… 8

本書で使用しているおもな略語一覧 ……………………………………… 10

第❶章 栄養評価と目標栄養量の算出

Q1 栄養障害評価はなぜ必要なの？ 入院患者すべてに行うべきなの？
（溝渕智美・宮島功）……………………………………………………… 14

Q2 低栄養スクリーニングツールとは？ どのようなものがあるの？
（浴有美子）………………………………………………………………… 16

Q3 低栄養アセスメントツールとは？ どのようなものがあるの？
（阿比留祥太）……………………………………………………………… 19

Q4 低栄養リスクインデックスツールとは？ どのようなものがあるの？
（田部大樹）………………………………………………………………… 21

Q5 GLIM 基準とは？ なぜ用いられるようになったの？
（藤野滉平）………………………………………………………………… 24

Q6 体重減少はどのように評価するの？
（藤野滉平）………………………………………………………………… 27

Q7 筋肉量の評価方法にはどのようなものがあるの？
（藤野滉平）………………………………………………………………… 30

Q8 炎症反応とは？ どのように評価するの？
（藤野滉平）………………………………………………………………… 33

Q9 ADL の評価指標にはどのようなものがあるの？
（長野文彦）………………………………………………………………… 36

Q10 フレイルの評価指標にはどのようなものがあるの？
（餅康樹）…………………………………………………………………… 39

Q11 サルコペニアの評価指標にはどのようなものがあるの？
（藤井歩実）………………………………………………………………… 42

Q12 リフィーディング症候群のリスク評価指標にはどのようなものがあるの？
（平田幸一郎）……………………………………………………………… 45

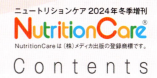

Contents

Q13 過栄養の評価指標にはどのようなものがあるの？
（井口真宏）……………………………………………………………… 48

Q14 嚥下障害の評価方法にはどのようなものがあるの？
（松本聖美）……………………………………………………………… 51

Q15 必要栄養量算出のために用いる体重は実測体重がいいの？
理想体重がいいの？（風岡拓磨）……………………………………… 54

Q16 1日に必要な水分量はどのように算出するの？
（島田晶子）……………………………………………………………… 57

Q17 1日に必要なエネルギー量はどのように算出するの？
（竹谷耕太）……………………………………………………………… 59

Q18 1日に必要なたんぱく質量はどのように算出するの？
（竹谷耕太）……………………………………………………………… 63

Q19 1日に必要な脂質量はどのように算出するの？
（赤嶺翔太）……………………………………………………………… 66

Q20 1日に必要な脂溶性ビタミン量はどのように算出するの？
（小久保里紗）…………………………………………………………… 69

Q21 1日に必要な水溶性ビタミン量はどのように算出するの？
（佐藤彩乃）……………………………………………………………… 71

Q22 1日に必要な多量ミネラル量はどのように算出するの？
（長澤友季乃）…………………………………………………………… 74

Q23 1日に必要な微量ミネラル量はどのように算出するの？
（新井智香子）…………………………………………………………… 76

Q24 1日に必要な食物繊維量はどのように算出するの？
（寺田師）………………………………………………………………… 79

Q25 1日の水分出納はどのように判断するの？
（島田晶子）……………………………………………………………… 82

Q26 投与量はすべてが吸収されて活用されているの？
（齊藤大蔵）……………………………………………………………… 85

第❷章 経口栄養

Q27 経口摂取はなぜ大切なの？
（松本聖美）……………………………………………………………………… 90

Q28 経口摂取不良の原因は何が考えられるの？
（松本聖美）……………………………………………………………………… 92

Q29 経口摂取不良患者にはどのように対応すればいいの？
（安藤良）………………………………………………………………………… 95

Q30 経口的栄養補助食品（ONS）で対応する患者選択基準はあるの？
（安藤良）………………………………………………………………………… 98

Q31 経口的栄養補助食品（ONS）での栄養剤選択の際のポイントはあるの？
（安藤良）……………………………………………………………………… 100

Q32 MEDPass、Sip feeding ってなに？
（竹内裕貴）…………………………………………………………………… 103

Q33 Food fortification ってなに？
（竹内裕貴）…………………………………………………………………… 106

Q34 ハーフ食にはどのような効果があるの？
ハーフ食でも食べきれない場合はどう対応するの？（竹内裕貴）…………… 109

第❸章 経腸（経管）栄養

Q35 経腸栄養法の適応とは？
（遠藤隆之）…………………………………………………………………… 112

Q36 経腸栄養法の開始基準は？
（遠藤隆之）…………………………………………………………………… 114

Q37 経腸栄養のアクセスとチューブ先端位置はどのように選択するの？
（中川真希）…………………………………………………………………… 117

Q38 経腸栄養の投与方法にはどのようなものがあるの？
（木村夏実）…………………………………………………………………… 120

Q39 経腸栄養剤はどのように分類されるの？
（片山沙耶）…………………………………………………………………… 123

Q40 胃瘻はなぜ必要なの？
（坂井志保）…………………………………………………………………… 126

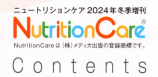

Contents

- **Q41** 胃瘻からの栄養剤注入は管理栄養士が行ってもいいの？
  （西山順博）……128
- **Q42** 胃瘻をどうしても受け入れてもらえないときはどうしたらいいの？
  （西山順博）……132

第4章 静脈栄養

- **Q43** 静脈栄養法の適応とは？
  （井上真）……136
- **Q44** 静脈栄養の投与ルートはどのように選択するの？
  （井上真）……139
- **Q45** 生理食塩液とは？ いつ使うの？
  （奥本真史）……142
- **Q46** 細胞外液補充液はいつ使うの？ どのような種類があるの？
  （奥本真史）……144
- **Q47** 電解質輸液製剤はいつ使うの？ どのような種類があるの？
  （奥本真史）……147
- **Q48** 末梢静脈栄養輸液製剤にはどのような種類があるの？
  （森住誠）……150
- **Q49** 高カロリー輸液製剤にはどのような種類があるの？
  （森住誠）……153
- **Q50** 脂肪乳剤はなぜ投与するの？ 投与速度は？
  （森住誠）……156
- **Q51** 脂肪乳剤を投与してはいけないときは？
  （森住誠）……159
- **Q52** 中心静脈栄養を開始するとき、徐々に栄養量を上げていくのはなぜ？
  （東敬一朗）……162
- **Q53** BCAA製剤とは？どのような効果があるの？
  （東敬一朗）……165
- **Q54** 静脈栄養から離脱できない患者にはどのように対応すればいいの？
  （東敬一朗）……167

索引……170

編集・執筆者一覧

編 集

西條豪　さいじょう・たけし　独立行政法人労働者健康安全機構大阪労災病院栄養管理部栄養管理室長

執筆者 (50音順)

赤嶺翔太　あかみね・しょうた　日本赤十字社京都第二赤十字病院医療技術部栄養課管理栄養士　第1章 Q19

阿比留祥太　あびる・しょうた　社会医療法人近森会近森病院臨床栄養部管理栄養士　第1章 Q3

新井智香子　あらい・ちかこ　医療法人社団愛友会上尾中央総合病院診療技術部栄養科主任　第1章 Q23

安藤良　あんどう・りょう　独立行政法人労働者健康安全機構大阪労災病院栄養管理部管理栄養士
第2章 Q29・Q30・Q31

井口真宏　いぐち・まさひろ　近畿大学奈良病院栄養部管理栄養士　第1章 Q13

井上真　いのうえ・しん　社会医療法人敬和会大分岡病院薬剤部部長　第4章 Q43・Q44

浴有美子　えき・ゆみこ　社会医療法人近森会近森病院臨床栄養部管理栄養士　第1章 Q2

遠藤隆之　えんどう・たかゆき　地方独立行政法人りんくう総合医療センター検査・栄養部門部門長代理
第3章 Q35・Q36

奥本真史　おくもと・しんじ　地方独立行政法人府中市病院機構府中市民病院薬剤部科長　第4章 Q45・Q46・Q47

風岡拓磨　かざおか・たくま　日本赤十字社京都第二赤十字病院医療技術部栄養課管理栄養士　第1章 Q15

片山沙耶　かたやま・さや　社会医療法人ジャパンメディカルアライアンス海老名総合病院医療技術部栄養科管理栄養士
第3章 Q39

木村夏実　きむら・なつみ　社会医療法人ジャパンメディカルアライアンス海老名総合病院医療技術部栄養科管理栄養士
第3章 Q38

小久保里紗　こくぼ・りさ　医療法人社団愛友会上尾中央総合病院診療技術部栄養科管理栄養士　第1章 Q20

齊藤大蔵　さいとう・だいぞう　社会医療法人ジャパンメディカルアライアンス海老名総合病院医療技術部栄養科科長
第1章 Q26

坂井志保　さかい・しほ　独立行政法人労働者健康安全機構大阪労災病院栄養管理部管理栄養士　第3章 Q40

佐藤彩乃　さとう・あやの　医療法人社団愛友会上尾中央総合病院診療技術部栄養科管理栄養士　第1章 Q21

| 島田晶子 | しまだ・あきこ | 医療法人名古屋澄心会名古屋ハートセンター栄養科管理栄養士 | 第 1 章 Q16・Q25 |

竹内裕貴　たけうち・ひろき　独立行政法人労働者健康安全機構大阪労災病院栄養管理部管理栄養士
第 2 章 Q32・Q33・Q34

竹谷耕太　たけたに・こうた　独立行政法人労働者健康安全機構大阪労災病院栄養管理部管理栄養士
第 1 章 Q17・Q18

田部大樹　たべ・だいき　社会医療法人近森会近森病院臨床栄養部管理栄養士　第 1 章 Q4

寺田師　てらだ・つかさ　医療法人社団愛友会上尾中央総合病院診療技術部栄養科係長　第 1 章 Q24

中川真希　なかがわ・まき　社会医療法人ジャパンメディカルアライアンス海老名総合病院医療技術部栄養科主任
第 3 章 Q37

長澤友季乃　ながさわ・ゆきの　医療法人社団愛友会上尾中央総合病院診療技術部栄養科管理栄養士　第 1 章 Q22

長野文彦　ながの・ふみひこ　社会医療法人令和会熊本リハビリテーション病院サルコペニア・低栄養研究センター副センター長
第 1 章 Q9

西山順博　にしやま・よりひろ　医療法人西山医院理事長／院長　第 3 章 Q41・Q42

東敬一朗　ひがし・けいいちろう　医療法人社団浅ノ川浅ノ川総合病院薬剤部主任　第 4 章 Q52・Q53・Q54

平田幸一郎　ひらた・こういちろう　近畿大学奈良病院栄養部管理栄養士　第 1 章 Q12

藤井歩実　ふじい・あゆみ　独立行政法人労働者健康安全機構大阪労災病院栄養管理部管理栄養士　第 1 章 Q11

藤野滉平　ふじの・こうへい　独立行政法人労働者健康安全機構大阪労災病院栄養管理部管理栄養士
第 1 章 Q5・Q6・Q7・Q8

松本聖美　まつもと・きよみ　独立行政法人労働者健康安全機構大阪労災病院栄養管理部管理栄養士
第 1 章 Q14・第 2 章 Q27・Q28

溝渕智美　みぞぶち・ともみ　社会医療法人近森会近森病院臨床栄養部管理栄養士　第 1 章 Q1

宮島功　みやじま・いさお　社会医療法人近森会近森病院臨床栄養部部長　第 1 章 Q1

餅康樹　もち・やすき　社会福祉法人恩賜財団大阪府済生会泉尾医療福祉センター大阪府済生会泉尾病院栄養科主任
第 1 章 Q10

森住誠　もりずみ・まこと　社会医療法人寿楽会大野記念病院薬剤部　第 4 章 Q48・Q49・Q50・Q51

本書で使用しているおもな略語一覧

AAA	aromatic amino acids　芳香族アミノ酸
ACP	advance care planning　人生会議
ADL	activities of daily living　日常生活動作
AHN	artificial hydration and nutrition　人工的水分・栄養補給法
AMC	arm muscle circumference　上腕筋囲
ATP	adenosine triphosphate　アデノシン三リン酸
BAPEN	British association for parenteral and enteral nutrition　英国静脈経腸栄養学会
BCAA	branched-chain amino acids　分岐鎖アミノ酸
BI	barthel index　バーセル指数
BIA	bioelectrical impedance analysis　生体電気インピーダンス分析
BMI	body mass index　ボディマス指数、体格指数
BUN	blood urea nitrogen　血中尿素窒素
CC	calf circumference　下腿周囲長
CONUT	controlling nutritional status
COPD	chronic obstructive pulmonary disease　慢性閉塞性肺疾患
CRBSI	catheter-related blood stream infection　カテーテル関連血流感染症
CRP	C-reactive protein　C反応性たんぱく
CT	computed tomography　コンピューター断層撮影
DDST	dementia・delirium support team　認知症・せん妄サポートチーム
DEXA（DXA）	dual energy X-ray absorptiometry　二重エネルギーX線吸収測定
D-PEJ	direct percutaneous endoscopic jejunostomy　経皮内視鏡的空腸瘻造設術
DW	dry weight　ドライウエイト
ECF	extracellular fluid　細胞外液
ESPEN	European society for clinical nutrition and metabolism　欧州臨床栄養代謝学会
FILS	food intake level scale　藤島の摂食嚥下状況のレベル
FIM	functional independence measure　機能的自立度評価（表）
FOIS	functional oral intake scale
GALT	gut-associated lymphoid tissue　腸管関連リンパ組織
GLIM	global leadership initiative on malnutrition　GLIM基準
GNRI	geriatric nutritional index
HCU	high care unit　高度治療室
HDL	high-density lipoprotein　高比重リポたんぱく

10　Nutrition Care 2024 冬季増刊

hST	home care support team	在宅療養サポートチーム
IBD	inflammatory bowel disease	炎症性腸疾患
ICF	intracellular fluid	細胞内液
IgA	Immunoglobulin A	免疫グロブリン A
IL-6	Interleukin-6	インターロイキン -6
ISF	interstitial fluid	間質液
LPL	lipoprotein lipase	リポたんぱくリパーゼ
MNA®	mini nutritional assessment	簡易栄養状態評価表
MNA®-SF	mini nutritional assessment-short form	簡易栄養状態評価表
MRI	magnetic resonance imaging	核磁気共鳴画像法
MST	malnutrition screening tool	
MUST	malnutrition universal screening tool	
NRS-2002	nutritional risk screening 2002	
NST	nutrition support team	栄養サポートチーム
ODA	objective data assessment	客観的栄養評価
ONS	oral nutritional supplements	経口的栄養補助食品
PEG	percutaneous endoscopic gastrostomy	経皮内視鏡的胃瘻造設術
PEG-J	percutaneous endoscopic gastro-jcjunostomy	経胃瘻的空腸瘻造設術
PICC	peripherally inserted central venous catheter	末梢挿入型中心静脈カテーテル
PNI	prognostic nutritional index	予後推定栄養指数
PPN	peripheral parenteral nutrition	末梢静脈栄養（輸液）
PTEG	percutaneous transesophageal gastro-tubing	経皮経食道胃管挿入術
QOL	quality of life	生活の質
SGA	subjective global assessment	主観的包括的評価
SIADH	syndrome of inappropriate secretion of antidiuretic hormone 抗利尿ホルモン不適合分泌症候群	
TBW	total body water	総体液量
TPN	total parenteral nutrition	中心静脈栄養
US	ultrasonography	超音波検査
VE	videoendoscopic examination of swallowing	嚥下内視鏡検査
VF	videofluoroscopic examination of swallowing	嚥下造影検査
VFA	visceral fat area	内臓脂肪面積
WBC	white blood cell	白血球

第 1 章

栄養評価と目標栄養量の算出

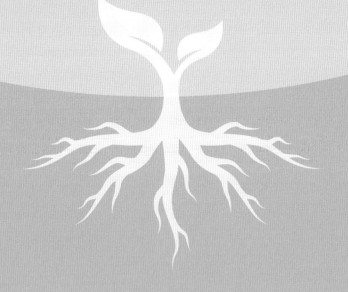

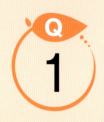

栄養障害評価はなぜ必要なの？入院患者すべてに行うべきなの？

社会医療法人近森会近森病院臨床栄養部管理栄養士　**溝渕智美**　みぞぶち・ともみ
社会医療法人近森会近森病院臨床栄養部部長　**宮島功**　みやじま・いさお

ズバリお答えします！

栄養障害評価は、低栄養・過栄養の抽出を行い、必要な患者に適切な栄養管理を行うために不可欠です。また、栄養障害の程度を評価することで介入の優先順位や介入方法を決定します。すべての入院患者に対して低栄養やそのリスクを簡便な方法でスクリーニングし、該当した患者を詳細にアセスメントします。

栄養障害とは

栄養障害とは、栄養素やエネルギーの摂取量と実際に身体が正常な機能や活動を維持するための必要量が不均衡な状況を表す概念です[1]。栄養障害は低栄養と過栄養に分けられます。低栄養は、合併症発生率・死亡率の上昇、創傷治癒遅延、免疫能低下、在院日数延長など、患者にとっても医療者側にとっても不利益をひき起こす要因となります[1]。過栄養は栄養摂取過多により、肥満や糖尿病、脂質異常症などの生活習慣病をひき起こす要因となります。

栄養障害評価の必要性

栄養障害は、さまざまな疾患においてその治療や予後に大きく影響をおよぼすことが示されているため、栄養障害の有無を評価し対応することが必要です。患者の身体の状態に見合った適切な栄養補給を行い、栄養状態の維持・改善をすることにより、疾病の発症予防・治癒をめざします。栄養障害の評価は、栄養学的な問題への対策を考えるための手段となります。

栄養障害評価とは

栄養障害の評価は、患者の体格や身体組成（サルコペニア、フレイル、肥満、サルコペニア肥満の鑑別）、日常生活動作（ADL）、嚥下機能、入院前の食事摂取状況、既往歴などさまざまな視点から総合的に実施することが必要です。入院患者は臨床症状や疾病の特徴の把握、侵襲

の程度や侵襲による代謝への影響も考慮すべきです。

臨床現場における栄養障害評価の方法

　一般的にはまず低栄養スクリーニングを行い、低栄養あるいはそのリスクがある者を簡便な方法で抽出します。次に栄養アセスメントを行い詳細に評価していきます。当院では低栄養スクリーニングにMSTを、低栄養診断にGLIM基準を使用しています。低栄養診断の基準になるツールを用いながら、患者背景、既往歴、臨床症状、侵襲などの情報を踏まえてその患者の栄養学的な問題点を整理していきます。

栄養障害評価をしないことによる弊害

　栄養障害評価を行わずに栄養管理を行うことで、介入すべき患者の優先順位がつけられず、必要な患者に適切な栄養管理がなされないことがあります。また、必要な栄養量が正しく設定できないままやみくもに栄養管理を行うと、栄養の過不足を生じ栄養障害が進行するリスクが高くなります。さらに、栄養管理のアウトカムもわかりません。そのほかにも、リフィーディング症候群のリスク患者を見逃し、急速な栄養投与を行って患者を危険にさらすことや過栄養の患者に不必要に栄養補助食品を付加したり、高血糖をまねくことも考えられます。栄養障害評価を行わないと、このようなさまざまな問題が生じます。

栄養障害評価の再評価

　栄養障害評価の再評価は、入院期間に応じて適宜実施することが望ましいです。再評価の頻度は、栄養障害の程度や重症度に応じて個々に決定します。当院では、低栄養スクリーニングで非該当の場合は、入院後1週間に1回、再スクリーニングを実施しています。低栄養に該当した場合は、定期的な再評価に加え退院時にもGLIM基準による低栄養診断を実施し、アウトカム評価を行っています。

引用・参考文献

1）小山諭．"栄養スクリーニング"．日本臨床栄養代謝学会 JSPENテキストブック．日本臨床栄養代謝学会編．東京，南江堂，2021，126-38．

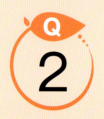

Q2 低栄養スクリーニングツールとは？どのようなものがあるの？

社会医療法人近森会近森病院臨床栄養部管理栄養士　**浴有美子** えき・ゆみこ

ズバリお答えします！

低栄養スクリーニングツールとは、患者が低栄養状態にあるか、またはそのリスクがあるかを評価するために使用されるツールです。これらのツールは、おもに問診や簡便な身体所見を組み合わせて栄養状態を評価する形式が多く、MNA®-SF、NRS-2002、MUSTなどが用いられます。低栄養が進行する前に早期に発見し、適切な栄養介入を行うことを目的としています。

低栄養スクリーニングツールとは？

低栄養スクリーニングは、対象のなかから明らかに栄養不良を有する者だけでなく、栄養不良のリスクや可能性がある者も含めて患者の抽出を行うことです。全対象に実施するため、低コストかつ簡便であり、臨床上容易に入手できる情報（体重、体重減少、食事摂取量、病歴など）を用いて、現在の栄養状態や今後の栄養学的リスクの評価を効率よく実施することが求められます。おもに用いられることの多いツールとしてはMNA®-SF、NRS-2002、MUSTなどがあげられます。

臨床現場でおもに用いられる低栄養スクリーニングツール

代表的な低栄養スクリーニングツールを紹介します（<u>表</u>）。

1）MNA®-SF

MNA®-SFは、おもに65歳以上の高齢者を対象に用いられます。より詳細な評価が行えるフルバージョンのMNA®の簡略版であり、短時間で低栄養リスクを評価できることが特徴です。また、在院日数を指標とした入院時栄養評価に有用であると報告されています[1]。

2）NRS-2002

NRS-2002は、欧州臨床栄養代謝学会（ESPEN）によって考案され、入院患者や重症患

表　代表的な低栄養スクリーニングツールの特徴

ツール名	対象	おもな評価項目	リスク分類
MNA®-SF	高齢者（65歳以上）	食事摂取量、体重減少、歩行能力、精神的ストレス、BMIなど	栄養状態良好／低栄養のおそれあり／低栄養
NRS-2002	入院患者	BMI、体重減少、食事摂取量、疾患の重症度	低栄養リスクあり／なし
MUST	成人全般	BMI、体重減少、急性疾患の影響	栄養不良リスク軽度／中等度／高度
MST	入院患者、がん患者	体重減少、食事摂取量	低リスク／中リスク／高リスク

者に用いられます。体格指数（BMI）、体重減少、食事摂取量低下、重症疾患の有無の4項目からなる初期スクリーニングと、栄養障害スコア、侵襲スコア、加齢によるスコアからなる最終スクリーニングから構成され、おもに急性期病院において併存的妥当性が確認されています[2]。

3）MUST

MUSTは、英国静脈経腸栄養学会（BAPEN）により考案された成人向けのツールで、入院、外来、介護保険施設、在宅など、幅広い領域で用いることが可能です。高齢入院患者の死亡率や平均在院日数との相関が報告されています[3]。

4）MST

MSTは、Maree Fergusonらによって提唱され、食事摂取量と体重減少に関する2項目からなる簡便なツールです。高齢リハビリテーション患者の予後予測に有用であると報告されています。

低栄養スクリーニングツールの使用における注意点

栄養スクリーニングツールの採択については、時間やマンパワーが限られている場合に簡易ツールを選ぶことが適切な場合もありますが、精度も考慮します。評価可能な項目やカットオフ値が異なるため高齢者、入院患者、がん患者など対象に適切なツールを選択することが必要です。

また、患者の状態は変化していくため、初回のみではなく、経過にあわせた定期的な再評価を行います。さらに、スコアだけに頼らず臨床的な判断を併せて行うことが重要です。

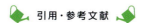
引用・参考文献

1）Hirayama, Y. et al. The Usefulness of the Mini-Nutritional Assessment-Short Form for

Evaluating the Nutrition of Senior Inpatients. J. Nihon Univ. Med. Ass. 70 (4), 2011, 203-7.
2) Kondrup, J. et al. ESPEN guidelines for nutrition screening 2002. Clin. Nutr. 22 (4), 2003, 415-21.
3) Gomes-Neto, AW. et al. Malnutrition Universal Screening Tool and Patient-Generated Subjective Global Assessment Short Form and their predictive validity in hospitalized patients. Clin. Nutr. ESPEN. 45, 2021, 252-61.

Q3 低栄養アセスメントツールとは？どのようなものがあるの？

社会医療法人近森会近森病院臨床栄養部管理栄養士 **阿比留祥太** あびる・しょうた

ズバリお答えします！

低栄養アセスメントツールは、低栄養や体重減少などをひき起こした要因を主観的評価と客観的評価を総合的に組み合わせて詳細に評価することで、栄養治療を実施するための根拠を示すツールです。おもな低栄養アセスメントツールとして主観的包括的評価（SGA）や簡易栄養状態評価表（MNA®）、客観的栄養評価（ODA）などが用いられます。また診断推論を行うことでも低栄養や体重減少などの詳細な評価が可能です。

臨床現場でおもに用いられる低栄養アセスメントツール

　SGAは問診と身体所見で構成されています。それらの評価結果から栄養状態を良好・中等度低栄養・高度低栄養の3段階に分類します。MNA®は食事摂取量、体重変化、身体機能など18項目から構成されており、65歳以上の高齢者を対象としています。また、生存率との関連が示されており、長期予後予測に適していると報告されています[1]。ODAは血液・生化学的検査や身体計測値などの各種データをもとに栄養状態を評価します。ただし、病態に応じて変化する指標もあるため、複数の項目から得られた情報を統合し、総合的にアセスメントする必要があります。

　また、低栄養や体重減少などの原因を考える際、症状、訴え、診察所見などから診断に至るための思考プロセスである診断推論を行うことで、原因に対応した栄養介入が可能となります。体重減少の分析的推論としてOPQRST[2]があります（表1）。また、体重減少の原因を網羅的に分析する際は、MEALS ON WHEELS[3]が有用です（表2）。

低栄養アセスメントツールの使用における注意点

　低栄養アセスメントツールと低栄養スクリーニングツールは異なるものです。低栄養スクリーニングツールは栄養療法の対象となる患者を抽出するツールであるのに対し、低栄養アセス

表1 体重減少の分析（OPQRST）（文献2を参考に作成）

Onset	発症機転	「いつから体重減少がはじまったか」
Palliative & Provoke	寛解・増悪	「体重減少が続いているか／改善したか？」
Quality & Quantity	性状・強さ	「どれくらいの体重減少か？」
Region	部位	「どの場所が痩せたのか？」
Symptoms	随伴症状	「ほかにどのような症状があるのか？ 食欲低下、吐き気・嘔吐、摂食障害、便秘、下痢、味覚障害、嗅覚障害、全身倦怠感、呼吸困難、痛み、発熱、抑うつ、不安、筋力低下、ADL低下はあるか？」
Time course	時系列	「体重減少した後の経過はどうか？」

表2 MEALS ON WHEELS（文献3を参考に作成）

M	Medication	薬剤
E	Emotional	うつ病など
A	Alcoholism、Abuse、Anorexia	アルコール依存、虐待、食欲低下
L	Late life paranoia	老年期妄想
S	Swallowing problems	嚥下障害
O	Oral problems	義歯不適合、齲歯、口内炎
N	Nosocomial infections、No money	院内感染、経済的問題
W	Wandering	認知症など行動異常
H	Hypothyroidism、Hyperglycemia	甲状腺機能低下症、高血糖
E	Enteral problems	吸収障害、嘔吐・下痢
E	Eating problems	自分で食べられない
L	Low salt、Low cholesterol	過度の食塩制限、脂肪制限
S	Stones、Shopping problems、Social problems、isolation	胆石、買いもの、社会的問題、孤独

メントツールは低栄養や体重減少などに陥った原因を考え、栄養治療を実施するための根拠を示すツールです。そのため、おのおのの役割を理解し2つを組み合わせて使用することが重要となります。

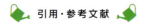

引用・参考文献

1) Kagansky, N. et al. Poor nutritional habits are predictors of poor outcome in very old hospitalized patients. Am. J. Clin. Nutr. 82 (4), 2005, 784-91.
2) Lacasse, M. et al. Fishing and history taking : from the net to the line. Can. Fam. Physician. 54 (6), 2008, 891-2.
3) Morley, JE. Pathophysiology of anorexia. Clin. Geriatr. Med. 18 (4), 2002, 661-73, v.

Q4 低栄養リスクインデックスツールとは？ どのようなものがあるの？

社会医療法人近森会近森病院臨床栄養部管理栄養士　**田部大樹** たべ・だいき

ズバリお答えします！

低栄養リスクインデックスツールは、血清アルブミン値や総リンパ球数をはじめとした血液検査値のみを用いる、もしくは体重と組み合わせて数式から術後合併症のリスク評価や治療経過における予後予測に用いる評価ツールです。予後推定栄養指数（PNI）やGNRI、CONUTなどのツールが用いられ、外科領域の患者や慢性心不全患者などで合併症発症率や生存率などの予後を予測する栄養状態に関連した評価として使用されています。

低栄養リスクインデックスツールとは？

低栄養リスクインデックスツールは、生体の炎症状態と関連する血清アルブミン値や免疫能を示す総リンパ球数などの血液検査から評価できる指標や、体重から身体的な栄養状態を評価できる指標を組み合わせて、数式を用いて術後合併症の発症リスクや治療経過における生存率などの予後を推測するために用いられるツールです。おもに用いられることの多いツールは小野寺らのPNIやGNRI、CONUTなどがあげられます。

臨床現場でおもに用いられる低栄養リスクインデックスツール

臨床現場で用いられることの多い低栄養リスクインデックスツールを**表**[1〜3]に示します。各ツールはさまざまな疾患で治療経過との関連が報告されていますが、本稿ではそれぞれのツールにおける予後との関連を一例ずつ紹介します。

まずPNIですが、わが国では小野寺らのPNIがよく使用されており、40以下で消化管吻合の際の合併症のリスクが高いとされています。吻合不全のリスク評価以外にも、45未満では術後の生存率の低下と関連することも報告されています[1]。

GNRIは慢性心不全の患者での報告があり、92未満の患者において生存率の低下と関連し

表 おもな低栄養リスクインデックスツール（文献1～3を参考に作成）

●小野寺らのPNI：(Alb [g/dL] × 10) + (TLC [/μL] × 0.005)
[判定]
　≦ 40：消化管吻合に伴う合併症のリスクあり

●GNRI：Alb [g/dL] × 14.89 + 41.7 × (現体重 [kg] / 理想体重 [kg])
[判定]
　≧ 98：リスクなし、92～< 98：軽度、82～< 92：中等度、< 82：重度

●CONUT
　Alb (g/dL)：≧ 3.5 = 0点、3.0～3.49 = 2点、2.5～2.99 = 4点、< 2.5 = 6点
　TLC (/μL)：≧ 1,600 = 0点、1,200～1,599 = 1点、800～1,199 = 2点、< 800 = 3点
　Tcho (mg/dL)：≧ 180 = 0点、140～179 = 1点、100～139 = 2点、< 100 = 3点
[判定]
　0～1：正常　2～4：軽度　5～8：中等度　9～12：重度

※ Alb：アルブミン　TLC：総リンパ球数　Tcho：総コレステロール

ました[2]。

　CONUTは慢性閉塞性肺疾患（COPD）患者での報告が示されており、こちらもほかのツールと同様に2点以上の患者では生存率の低下だけではなく、COPD患者における心血管イベントの発生率の上昇と関連しました[3]。

　ここで示したように、これらの低栄養リスクインデックスツールを用いることで、治療経過におけるリスクや予後を予測することができます。また、栄養療法を強化すべき患者をピックアップすることが可能になると考えられます。外科領域においては合併症発症のリスク予測に用いることができるため、これらの低栄養リスクインデックスツールを用いて、高リスクと判定された場合に、術式の見直しや手術を延期して術前栄養療法を行う患者を選定することが多いです。

低栄養リスクインデックスツールの使用における注意点

　「低栄養」と名前がついているのは、栄養状態にかかわる炎症状態や免疫能、体重などから算出されるためです。とくにこれらの低栄養リスクインデックスツールは、従来から栄養指標として用いられてきた血清アルブミン値を用いることが多いです。しかし、近年では血清アルブミン値は生体の炎症と関連するため、栄養状態そのものを示すわけではなく、体重減少や筋肉量減少に影響を与える炎症状態を示すものと考えられています。そのため、血清アルブミン値を用いるこれらの低栄養リスクインデックスツールは、予後などの予測に用いられることが多いです。

　これらのツールを用いてリスクがあると評価された場合、その患者が低栄養であることは多

いですが、これらのツールの評価自体が直接的に低栄養であるとの評価につながるわけではないため、低栄養の症例を見逃す可能性を含んでいます。低栄養のスクリーニングについてはQ2（16ページ）を参照にしつつ、使用用途の違いに注意が必要です。

引用・参考文献

1) Takechi, H. et al. Using the preoperative prognostic nutritional index as a predictive factor for non-cancer-related death in post-curative resection gastric cancer patients : a retrospective cohort study. BMC. Gastroenterol. 20（1），2020, 256.
2) Dong, CH. et al. Geriatric nutritional risk index predicts all-cause mortality in patients with heart failure : A systematic review and meta-analysis. Clinics（Sao Paulo）. 76, 2021, e2258.
3) Mai, S. et al. Controlling nutritional status score in the prediction of cardiovascular disease prevalence, all-cause and cardiovascular mortality in chronic obstructive pulmonary disease population : NHANES 1999-2018. BMC. Pulm. Med. 24（1），2024, 356.

Q5 GLIM 基準とは？ なぜ用いられるようになったの？

独立行政法人労働者健康安全機構大阪労災病院栄養管理部管理栄養士 **藤野滉平** ふじの・こうへい

ズバリお答えします！

GLIM 基準とは世界の主要な臨床栄養学会で作成された、成人における低栄養の診断基準です[1]。その手順は、栄養スクリーニングと低栄養の診断および重症度判定の2段階となっています。診断基準には、表現型とよばれる3つの項目（意図しない体重減少、低 BMI、筋肉量減少）と、病因とよばれる2つの項目（食事摂取量減少／消化吸収能低下、疾患／炎症）が用いられ、それぞれ1項目以上該当すれば、低栄養と診断されます。GLIM 基準が用いられるようになったのは、①低栄養は近年、飢餓だけではなく疾患に関連してひき起こされる可能性がある、と認識されるようになったこと、②統一された低栄養の診断基準がなかったことがその理由とされています。

GLIM 基準とは

GLIM 基準とは世界の主要な臨床栄養学会で作成された、成人における低栄養の診断基準です[1]。GLIM 基準は2つの理由から開発がはじまりました。一つは、低栄養が近年、飢餓だけではなく疾患に関連してひき起こされる可能性がある、と認識されるようになったことです。もう一つは、統一された低栄養の診断基準がなかったことです。開発には ASPEN（北米）、ESPEN（欧州）、FELANPE（南米）、PENSA（アジア）が参加しています。

1）栄養スクリーニング

低栄養の診断手順として、1段階目は栄養スクリーニングを行い、低栄養リスク患者の抽出を行います。使用する栄養スクリーニングは、GLIM の原著論文において明確な推奨はありません。日本栄養治療学会（JSPEN）では妥当性が検証されているものとして、NRS-2002、MUST、MNA®-SF などを例にあげています[2]。

2）低栄養の診断と重症度判定

2段階目は栄養スクリーニングで抽出された患者に対して、低栄養の診断と重症度判定を行

表現型			病因	
意図しない 体重減少	低 BMI	筋肉量減少	食事摂取量減少／ 消化吸収能低下	疾患／炎症
□＞5％/6ヵ月 　以内 □＞10％/6ヵ月 　以上	□70歳未満の場合 　＜18.5kg/m² □70歳以上の場合 　＜20.0kg/m²	□妥当性の検証され 　た 評 価 法（CT、 　BIA、DXA）など 　で評価 ※上記が使用できな 　い場合は身体計測 　でも代用可 ※基準値は人種に適 　したサルコペニア 　の診断で用いられ 　る値を使用する	□1週間以上、必要 　栄養量の50％以 　下の食事摂取量 □2週間以上、程度 　に関係なく食事摂 　取量減少 □消化吸収に悪影響 　をおよぼす慢性的 　な消化管の状態	□急性疾患や外傷 　による炎症 □慢性疾患による 　炎症

表現型と病因それぞれ1項目以上該当で低栄養と診断

図　低栄養の診断基準（アジア人の基準を抜粋）（文献1、2を参考に作成）

表　低栄養の重症度判定（文献1、2を参考に作成）

	意図しない体重減少	低 BMI	筋肉量減少
重度低栄養と 診断される項目[1]	□＞10%/6ヵ月以内 □＞20%/6ヵ月以上	□高度な減少[2]	□高度な減少[2]

※1　項目に該当がない場合は中等度低栄養と判定
※2　GLIM原著論文にて日本人のカットオフが定められていない

います。

■低栄養の診断

　低栄養の診断基準は図[1,2]のとおりで、表現型と病因それぞれ1項目以上該当すれば、低栄養と診断されます。なお、筋肉量の減少については詳細をQ7（30ページ）で解説します。

■重症度判定

　次に表現型の3項目を用い、重症度判定を行います。判定基準を表[1,2]に示します。なお、低BMIと筋肉量減少は、GLIMの原著論文にて日本人のカットオフ値は定められていません。JSPENから日本人を対象に、重度の低BMIを70歳未満17.0kg/m²、70歳以上17.8kg/m²、重度の筋肉量減少を下腿周囲長で男性27.0cm、女性26.0cmとして有用性を検証した研究を紹介しています[3]。

病因に基づく診断分類

　GLIM 基準によって低栄養ありと診断された場合、病因によって低栄養の分類を「重度の炎症を伴う急性疾患に関連する低栄養」「炎症を伴う慢性疾患に関連する低栄養」「炎症がない慢性疾患に関連する低栄養」「社会経済的または環境的要因に関連する低栄養」の4つに分けることができます。そして、分類によって低栄養に至る理由が異なるため介入内容が変わることが考えられます。たとえば、低栄養と診断されたがん患者に対して「炎症を伴う慢性疾患に関連する低栄養」と分類した場合、慢性炎症に伴う食欲の低下や、エネルギー消費量の増加などの要因が予想されるため、その要因にあった介入が必要と考えられます。

GLIM 基準によってもたらされるもの

　GLIM 基準が開発されたことによって、低栄養の診断基準が統一されました。これによって、臨床研究において今までバラバラであった低栄養の定義が統一され、低栄養の有病率、介入、転帰を比較できるようになりました。また、筆者が実際に臨床現場で感じていることですが、低栄養を診断できると、栄養管理が必要であるという根拠を医療者や患者に示すことができます。また、低栄養の分類を行うことによって栄養管理計画に反映することができます。ぜひ、GLIM 基準を用いた低栄養診断を日常臨床に活用してみてください。

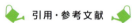
引用・参考文献

1) Cederholm, T. et al. GLIM criteria for the diagnosis of malnutrition : A consensus report from the global clinical nutrition community. Clin. Nutr. 38 (1), 2019, 1-9.
2) 日本栄養治療学会. "GLIM 基準について". GLIM 基準. (https://www.jspen.or.jp/glim/glim_overview, 2024 年 10 月閲覧).
3) 日本栄養治療学会. "重症度判定に関する Q&A". GLIM 基準. (https://www.jspen.or.jp/glim/glim_severityqa, 2024 年 10 月閲覧).

Q6 体重減少はどのように評価するの？

独立行政法人労働者健康安全機構大阪労災病院栄養管理部管理栄養士 **藤野滉平** ふじの・こうへい

ズバリお答えします！

体重減少は、どれくらいの期間で、通常時の体重からどれくらい減ったのか、つまり期間と体重減少率の2軸で評価することがポイントです。評価の手順、確認すべきポイントは次のとおりです。①現在の体重と通常時の体重、②体重が減りはじめた時期、③体重の減少が現在も進行しているか、④体液の貯留がないか、⑤期間と体重減少率を各種基準と照らしあわせる。

体重減少の評価は期間と減少率をみる

体重減少の程度はどれくらいの期間で、通常時の体重からどれくらい減ったのか、つまり期間と体重減少率の2軸で評価することがポイントです。期間は体重の減少が急性的なものか、慢性的なものかを判断する指標になります。体重減少率は「（通常時体重 − 現体重）／通常時体重 × 100」で算出でき、体重減少の重症度を判断する指標になります。これら2つを基準と照らしあわせて体重減少の程度を評価します。ここからは実際の評価の手順について解説します。

体重減少の評価手順

1）現在の体重と通常時の体重

はじめに、現在の体重と通常時の体重を確認します。通常時の体重の確認方法は2つあり、本人（家族）に直接確認する方法と、過去の入院歴があれば測定体重を確認する方法です。体重減少がみられた場合は、意図して減少したものなのか、そうでないのかをかならず確認するようにしましょう。

2）体重が減りはじめた時期

次に、体重が減少していた場合は、体重が減りはじめた時期について確認します。具体的な

表1 GLIM 基準低栄養の重症度判定（体重減少の評価のみを抜粋）（文献1を参考に作成）

	意図しない体重減少
中等度の低栄養	□ 5～10%/6ヵ月以内 □ 10～20%/6ヵ月以上
重度の低栄養	□ > 10%/6ヵ月以内 □ > 20%/6ヵ月以上

時期がわからない場合は、患者本人や家族などがみて、痩せた、体型が変わったと感じはじめた時期が確認できると、一つの参考になります。

3）体重の減少が現在も進行しているか

次に、体重の減少が現在も進行しているかを確認します。これは、現在の栄養状態が低下傾向なのか、維持しているのか、改善傾向なのか、ということの参考とするために行います。仮に、後に紹介する基準と照らしあわせた結果、重度の体重減少であると判定されたとしても、現在の体重が増加傾向であれば、栄養状態が改善してきている可能性があります。

4）体液の貯留がないか

次に、体液の貯留がないかを確認します。体液の貯留がある場合、体重を過大評価している可能性があります。浮腫についてはかならず理学所見での確認を行い、X線やコンピュータ断層撮影（CT）などの画像所見があれば胸水、腹水も確認しましょう。とくに心不全や腎不全、肝硬変など体液貯留を起こしやすい併存疾患がある場合は注意が必要です。過去の体重についても体液貯留があった可能性を念頭において聞きとる必要があります。なお、透析患者の場合はドライウエイト（DW）で確認するとよいでしょう。

5）期間と体重減少率を各種基準と照らしあわせる

最後に、期間と体重減少率を各種基準と照らしあわせ、体重減少の程度を評価します。体重減少の程度を評価する基準は疾患別やツールごとにさまざまなものがありますが、GLIM 基準（**表1**）[1] と NICE のガイドライン（**表2**）[2] は最低限押さえておきたい基準です。GLIM 基準を用いることで、低栄養の診断につながり、NICE のガイドラインを用いることでリフィーディング症候群ハイリスク患者の抽出につながります。これら2つの基準は特定の疾患に対してのみの評価ではないため、さまざまな患者に対して適応することができます。

体重減少を評価するツール

本稿では筆者がふだん臨床現場で行っている評価の方法について記しましたが、この方法以外にも体重減少を評価するツールがあります。**Q3（19ページ）** にて体重減少を分析するツールである「OPQRST」や、体重減少の原因を網羅的に分析するツールである「MEALS ON

表2 リフィーディング症候群：高リスク患者判断基準（文献2を参考に作成）

下記の基準が1つ以上該当
●BMIが16.0kg/m² 未満 ●過去3〜6ヵ月で15%以上の意図しない体重減少 ●10日間以上の絶食 ●栄養投与開始前の低カリウム血症、低リン血症、低マグネシウム血症
下記の基準が2つ以上該当
●BMIが18.5kg/m² 未満 ●過去3〜6ヵ月で10%以上の意図しない体重減少 ●5日間以上の絶食 ●アルコール依存の既往または次の薬剤の使用歴がある：インスリン、化学療法、制酸薬、利尿薬

WHEELS」が紹介されているため、参照してください。

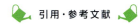

引用・参考文献

1) Cederholm, T. et al. GLIM criteria for the diagnosis of malnutrition : A consensus report from the global clinical nutrition community. Clin. Nutr. 38（1），2019, 1-9.
2) National Institute for Health and Clinical Excellence. Nutrition support for adults : oral nutrition support, enteral tube feeding and parenteral nutrition. Clinical guideline [CG32]. 2006.（https://www.nice.org.uk/guidance/CG32，2024年10月閲覧）．

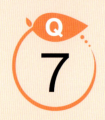

Q7 筋肉量の評価方法にはどのようなものがあるの？

独立行政法人労働者健康安全機構大阪労災病院栄養管理部管理栄養士　**藤野滉平** ふじの・こうへい

ズバリお答えします！

　筋肉量の評価方法は、二重エネルギーX線吸収測定法（DXA法）、生体電気インピーダンス分析法（BIA法）、コンピューター断層撮影（CT）、超音波検査（US）、身体計測などがあります。GLIM基準の筋肉量評価のためのガイダンス[1]では、DXA法、BIA法、CT、USを用いて筋肉量評価を行い、これらが不可能な場合に、身体計測を代替手段として使用することを推奨しています。それぞれの評価方法にはメリット、デメリットがあるため、患者に応じて使い分けるとよいでしょう。

DXA法

　DXA法は2種類の異なるX線を照射し、筋肉量を測定する方法です。この評価方法のメリットは体液変動の影響を受けにくいことや、部位ごとに測定できることなどです。デメリットは、装置まで患者の移動が必要なこと、被ばくすること、装置が高価であることなどです。日本栄養治療学会（JSPEN）から筋肉量減少のカットオフ値が紹介されています（表1）[2,3]。

BIA法

　BIA法は人体に微弱な電流を流し、電気の流れやすさを測定することで筋肉量を測定する方法です。筋肉などの除脂肪組織は水分を多く含むため、電流が通りやすく、脂肪組織はほとんど水分を含まないため、電流が通らないというしくみを利用しています。この評価方法のメリットは、装置が比較的低コストで、装置の移動が可能であり、簡便に測定できることなどです。デメリットは、機器によって推算式を用いるなど筋肉量の算出方法が異なること、体液変動の影響を受けやすいことなどです。JSPENから筋肉量減少のカットオフ値が紹介されています（表1）[2,3]。

表1 GLIM が提示しているアジア人向けの骨格筋量減少のカットオフ値例（文献2、3を参考に作成）

四肢骨格筋量指数あるいは四肢除脂肪体重指数	男性	女性
DXA	$< 7kg/m^2$	$< 5.4kg/m^2$
BIA	$< 7kg/m^2$	$< 5.7kg/m^2$

※ DXA 法は体液変動の影響を受けにくく、部位ごとに測定できる。
※ BIA 法は装置の移動が可能であり、簡便に測定できる。

表2 CT を用いた第3腰椎レベルの骨格筋指数（文献2、4～6を参考に作成）

	男性	女性
Nishikawa et al [4] ※1	$< 42cm^2/m^2$	$< 38cm^2/m^2$
Iritani et al [5] ※2	$< 36cm^2/m^2$	$< 29cm^2/m^2$
Fujiwara et al [6] ※2	$< 36.2cm^2/m^2$	$< 29.6cm^2/m^2$

※1 肝臓学会の肝疾患におけるサルコペニアのカットオフ値
※2 日本人を対象としたがん症例で検証されているカットオフ値

CT

CT とは X 線を使って身体の断面像を撮影する検査のことで、筋肉量の定量的な評価や定性的な評価（質の評価）が可能です。評価を行う部位として第3腰椎レベルでの筋断面積がよく用いられます。この面積から骨格筋指数（筋断面積／身長^2）を算出します。測定方法には筋肉量計算ソフトが用いられますが、簡易的な方法として、manual trace 法（手動で輪郭を描き面積を求める方法）や、左右の腸腰筋面積の合計（腸腰筋の長軸×短軸で測定）のみを用いた測定方法もあります。この評価方法のメリットは、治療や診断ですでに撮影されている場合があること、ソフトがあれば作業が容易であることなどです。デメリットは測定に患者の移動が必要であること、被ばくすること、装置が高価なことなどです。JSPEN から、日本人向けのカットオフ値が紹介されています（表2）[2, 4～6]。

US

US とは高い周波数の音波（超音波）を体にあてて、その反射波を画像化して臓器や組織の状態を調べる検査です。上腕や大腿、ふくらはぎなどにあてて筋肉量を測定することができます。メリットは体液変動の影響を受けにくいこと、ベッドサイドで簡便に行えること、非侵襲的なことなどです。デメリットは、測定にトレーニングを要すること、測定者間で誤差が生じる可能性があることなどです。筋肉量減少のカットオフ値は GLIM の原著論文では示されておらず、学会から示されているものも今のところありません。日本人を対象に上腕筋厚をエコーで評価し、カットオフ値を検討した報告[7]もあがっており、今後の研究が期待されます。

表3 下腿周囲長カットオフ値（文献2、8、9を参考に作成）

	男性	女性
急性期病棟[7]	＜30cm	＜29cm
回復期病棟[8]	＜33cm	＜32cm

身体計測

　身体計測はメジャーなどを用いて身体の特定の部位を測定する方法です。下腿周囲長（CC）や上腕筋囲（AMC）などが筋肉量の評価に使用されます。GLIM基準の筋肉量評価のためのガイダンス[1]では、DXA法、BIA法、CT、USが不可能な場合に、身体計測を代替え手段として使用することを推奨しています。メリットは非侵襲的であること、メジャーがあれば測定が可能という簡便さなどです。デメリットは、体液変動の影響を受けやすいこと、精密な機器を使用する場合と比べて感度が低いことなどです。JSPENから日本人を対象とした研究でのCCのカットオフ値が紹介されています（表3）[2、8、9]。

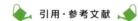

引用・参考文献

1) Compher, C. et al. Guidance for assessment of the muscle mass phenotypic criterion for the Global Leadership Initiative on Malnutrition diagnosis of malnutrition. JPEN. J. Parenter. Enteral Nutr. 46（6）, 2022, 1232-42.
2) 日本栄養治療学会．"筋肉量減少の判定に使用する評価法とカットオフ値"．GLIM基準．（https://www.jspen.or.jp/glim/glim_cutoffvalue、2024年10月閲覧）．
3) Barazzoni, R. et al. Guidance for assessment of the muscle mass phenotypic criterion for the Global Leadership Initiative on Malnutrition (GLIM) diagnosis of malnutrition. Clin. Nutr. 41（6）, 2022, 1425-33.
4) Nishikawa, H. et al. Japan Society of Hepatology guidelines for sarcopenia in liver disease (1st edition)：Recommendation from the working group for creation of sarcopenia assessment criteria. Hepatol. Res. 46（10）, 2016, 951-63.
5) Iritani, S. et al. Skeletal muscle depletion is an independent prognostic factor for hepatocellular carcinoma. J. Gastroenterol. 50（3）, 2015, 323-32.
6) Fujiwara, N. et al. Sarcopenia, intramuscular fat deposition, and visceral adiposity independently predict the outcomes of hepatocellular carcinoma. J. Hepatol. 63（1）, 2015, 131-40.
7) Nakanishi, N. et al. Ultrasound-based upper limb muscle thickness is useful for screening low muscularity during intensive care unit admission：A retrospective study. Clin. Nutr. ESPEN. 57, 2023, 569-74.
8) Mori, N. et al. Prognostic implications of the global leadership initiative on malnutrition criteria as a routine assessment modality for malnutrition in hospitalized patients at a university hospital. Clin. Nutr. 42（2）, 2023, 166-72.
9) Nishioka, S. et al. Validity of calf circumference for estimating skeletal muscle mass for Asian patients after stroke. Nutrition. 82, 2021, 111028.

Q8 炎症反応とは？どのように評価するの？

独立行政法人労働者健康安全機構大阪労災病院栄養管理部管理栄養士 **藤野滉平** ふじの・こうへい

ズバリお答えします！

炎症反応とは外傷ややけどなどの物理的な刺激や、細菌やウイルスに感染した場合などに起こる生体の防御反応です。炎症反応の評価は、①炎症をひき起こす急性および慢性疾患があるかを確認すること、②炎症の程度や推移を評価することで行うことができます。炎症の程度や推移の評価には体温や血液検査などを用います。とくにC反応性たんぱく（CRP）は一般的に測定されている検査であり、GLIMの炎症についてのガイダンス[1]ではCRP値をもとにした評価が提案されています。急性疾患においてCRPが1.0～5.0mg/dLでは中等度の急性炎症、5.0mg/dLを超えると重度の急性炎症と評価し、慢性疾患においてCRPが0.30～0.99mg/dLであれば軽度、1.0～5.0mg/dLであれば中等度の炎症と判断することを提案しています。

炎症反応とは

炎症反応とは外傷ややけどなどの物理的な刺激や、細菌やウイルスに感染した場合などに起こる生体の防御反応です。たとえば、指をやけどした場合、やけどした箇所が赤くなり（発赤）、熱を帯び（熱感）、腫れ上がります（腫脹）。この一連の流れが炎症反応の一例です。

炎症反応は生理的な反応ですが、栄養状態に悪影響をおよぼします。たとえば、食欲不振、筋たんぱくの異化亢進、安静時エネルギー消費量の増加、同化反応の鈍化などがひき起こされます。

炎症の評価方法

炎症反応の評価は、①炎症をひき起こす急性および慢性疾患があるかを確認すること、②炎症の程度や推移を評価することで行うことができます。

炎症をひき起こす疾患の例は、GLIMの炎症についてのガイダンス[1]にて紹介されています

Nutrition Care 2024 冬季増刊 33

表 GLIM 炎症のガイダンスより炎症を伴う疾患の例（文献 1 を参考に作成）

重度の急性炎症をもつ疾患	重大な感染症／敗血症、急性呼吸窮迫症候群、重度のやけど、重大な腹部手術、多発性外傷、重度の頭部外傷、重度の急性膵炎など
中等度の急性炎症をもつ急性疾患	下記に関連する中等度の炎症を伴う慢性疾患の急性悪化や急性の新規発症 クローン病、リウマチ性疾患、慢性閉塞性肺疾患（COPD）、膵炎、糖尿病、感染症、創傷など
炎症をひき起こす慢性疾患	うっ血性心不全、嚢胞性線維症、COPD、クローン病、セリアック病、関節リウマチ、糖尿病、腹部肥満、メタボリックシンドローム、悪性腫瘍、感染症（例：結核）、HIV/AIDS、褥瘡、歯周病、慢性腎疾患、肝硬変、軽度／中等度の膵炎、臓器不全／移植など

（**表**）[1]。そのなかで、疾患と炎症に応じて、重度の炎症をもつ急性疾患、中等度の炎症をもつ急性疾患、炎症をもつ慢性疾患に分けて紹介されています。注意点として、慢性疾患の炎症は、病気の進行や治療法、あるいは合併症などによって、寛解、再発、または悪化する可能性があります。そのため、病状によって炎症は変化することを念頭において評価をすることが重要です。

炎症の程度や推移の評価には、体温などの臨床症状や血液検査などを用います。血液検査にはさまざまなものがあり、CRP、白血球（WBC）、インターロイキン-6（IL-6）、赤血球沈降速度、好中球／リンパ球比、血清アルブミン、プロカルシトニンなどがあげられます[1]。

とくに CRP は一般的に測定されている検査であり、炎症の程度と推移を評価するのに有用です。CRP とは、生体に炎症が起こったときに肝臓で合成されるたんぱく質です。

CRP を用いた炎症反応の評価

CRP を用いた炎症の程度評価について、GLIM の炎症についてのガイダンス[1]では数値をもとにした評価が提案されています。急性疾患において CRP が 1.0 〜 5.0mg/dL では中等度の急性炎症、5.0mg/dL を超えると重度の急性炎症と評価し、慢性疾患において CRP が 0.30 〜 0.99mg/dL であれば軽度、1.0 〜 5.0mg/dL であれば中等度の炎症と判断することを提案しています。

炎症の推移評価について、CRP が上昇している場合は、炎症が増悪していると評価でき、低下しはじめた場合は、炎症が治まってきていると評価できます。また、慢性疾患による炎症の特徴として、2 〜 4 週間以上持続している軽度から中等度の炎症があるため[1]、評価の指標となります。

CRP を使用する際の注意点

CRP を使用する際の注意点を 2 つ示します。1 つ目は、実際の炎症反応と CRP の上昇お

および下降のタイミングにズレが生じる可能性があることです。これは、CRPは産生刺激から2～3日でピークに達し[2]、半減期が19時間[1]であるという特徴によって生じます。2つ目は、実際の炎症反応に反してCRPが上昇しにくい状態があることがあげられます。これは、患者の病態や薬剤などによってひき起こされ、たとえば、肝機能が障害されている場合や、免疫抑制薬、非ステロイド性抗炎症薬、マグネシウム製剤、スタチンなどがあげられます[1]。

引用・参考文献

1) Jensen, GL. et al. Guidance for assessment of the inflammation etiologic criterion for the GLIM diagnosis of malnutrition : A modified Delphi approach. JPEN. J. Parenter. Enteral Nutr. 48 (2), 2024, 145-54.
2) 奈良信雄監修. "C反応性タンパク". ミッフィーの早引き検査値・数式ハンドブック：新型コロナウイルス完全対応. 増補改訂版. 東京, エクスナレッジ, 2020, 268-9.

Q9 ADL の評価指標には どのようなものがあるの？

社会医療法人令和会熊本リハビリテーション病院サルコペニア・低栄養研究センター副センター長
長野文彦 ながの・ふみひこ

ズバリお答えします！

日常生活動作（ADL）とは、日常生活を送るうえで基本的な動作や行為のことをさします。評価指標としては、バーセル指数（BI）、機能的自立度評価（FIM）、Katz Index、Lawton IADL（instrumental ADL）などがあります。

日常生活動作（ADL）

日常生活動作（ADL）は、人が日常生活を送るうえで必要となる基本的な動作や行為をさします。具体的には、食事や入浴、着替え、トイレ動作、移動、排泄などが含まれ、これらの動作が自立して行えるかどうかは、個人の生活の質に大きな影響を与えます。ADL の評価は、高齢者や障害をもつ人々、リハビリテーションが必要な患者の自立支援や介護計画を立てる際に重要となります。ADL 評価は、医療や介護の現場で個々の状況を正確に把握し、適切な支援や治療方針を決定するための基本となっています。

バーセル指数（BI）

バーセル指数（BI）は、ADL の自立度を評価するための指標です[1]。1965 年に Mahoney と Barthel によって開発され、とくにリハビリテーションの分野で広く使用されています。食事、入浴、トイレ動作、移動、階段昇降など 10 項目を評価し、それぞれの動作がどれだけ自立して行えるかをスコアリングします（表1）[1]。最大 100 点のスコアで評価され、点数が高いほど自立度が高いことを示します。BI は簡便で信頼性が高く、臨床現場での患者評価に役立ちます。

機能的自立度評価（FIM）

機能的自立度評価（FIM）は、リハビリテーションにおける患者の自立度を総合的に評価す

36　Nutrition Care 2024 冬季増刊

表1 BI（Barthel Index）評価項目（文献1を参考に作成）

	項目	点数：内容
1	食事	10：自立、自助具などの装着可、標準時間内に食べ終える　5：部分介助　0：全介助
2	車いすから ベッドへの移乗	15：自立、ブレーキやフットレストの操作含む　10：軽度の部分介助または監視を要する　5：座ることは可能だがほぼ全介助　0：全介助または不可能
3	整容	5：自立（洗面、整髪、歯磨き、髭剃り）　0：部分介助または不可能
4	トイレ動作	10：自立（衣服の操作、後始末を含む、ポータブルなどを使用している場合はその洗浄含む）　5：部分介助、休を支える、衣服、後始末に介助を要する　0：全介助または不可能
5	入浴	5：自立　0：部分介助または不可能
6	歩行／車いす移動	15：45m以上の歩行、補助具（車いす、歩行器を除く）の使用の有無は問わない　10：45m以上の介助歩行、歩行器の使用を含む　5：歩行不能の場合、車いすにて45m以上の操作可能　0：上記以外
7	階段昇降	10：自立、手すりなどの使用の有無は問わない　5：介助または監視を要する　0：不能
8	着替え	10：自立、靴、ファスナー、装具の着脱を含む　5：部分介助、標準的な時間内、半分以上は自分で行える　0：上記以外
9	排便コントロール	10：失禁なし、浣腸、坐薬の取り扱いも可能　5：部分介助、時に失禁あり、浣腸、坐薬の取り扱いに介助を要する者を含む　0：上記以外
10	排尿コントロール	10：失禁なし、収尿器の取り扱いも可能　5：部分介助、時に失禁あり、収尿器の取り扱いに介助を要する者を含む　0：上記以外
合計：満点100点、最低点0点		

る指標です[2]。FIMは、運動機能に関するADL（食事、移動、更衣など）と、認知機能（理解、記憶、コミュニケーションなど）の2つの側面から、18項目を7段階でスコアリングします（表2）[2]。スコアが高いほど自立度が高いことを示し、リハビリテーションの進捗状況や介護支援の必要性を判断するのに役立ちます。BIが「できるADL」（その人がどの程度自立して動作を行えるか）を評価するのに対し、FIMは「しているADL」（実際に日常生活で行っている動作）を評価する点が特徴で、より包括的な評価が可能です。

そのほかのADL評価指標

ADL評価には、Katz IndexとLawton IADL（Instrumental ADL）といった指標もあります。Katz Indexは、入浴、更衣、トイレ動作、移動、排泄、食事など、基本的なADLの自立度を6項目で評価するシンプルな指標で、とくに高齢者のADL評価に使われます。一方、Lawton IADLは、買いものや食事の準備、家事、電話の使用、薬の管理など、より複雑な日常活動を評価します。Katz Indexが基本的な動作の評価に特化しているのに対し、Lawton

表2 FIM（Functional Independence Measure）評価項目（文献2を参考に作成）

項目		
運動項目	セルフケア	食事
		整容
		清拭
		更衣・上半身
		更衣・下半身
		トイレ動作
	排泄コントロール	排尿管理
		排便管理
	移乗	ベッド・いす・車いす
		トイレ
		浴槽・シャワー
	移動	歩行・車いす
		階段
認知項目	コミュニケーション	理解
		表出
	社会的認知	社会的交流
		問題解決
		記憶

7点：完全自立、6点：修正自立、5点：監視・準備、4点：最小介助、3点：中等度介助、2点：最大介助、1点：全介助（合計：満点126点、最低点18点）

IADLは生活の自立度をさらに詳細に把握するのに適しています。

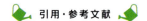
引用・参考文献

1) MAHONEY, FI. et al. FUNCTIONAL EVALUATION : THE BARTHEL INDEX. Md. State Med. J. 14, 1965, 61-5. PMID : 14258950.
2) Keith, RA. et al. The functional independence measure : a new tool for rehabilitation. Adv. Clin. Rehabil. 1, 1987, 6-18. PMID : 3503663.

Q10 フレイルの評価指標にはどのようなものがあるの？

社会福祉法人恩賜財団大阪府済生会泉尾医療福祉センター大阪府済生会泉尾病院栄養科主任
餅康樹 もち・やすき

ズバリお答えします！

医療機関で身体的フレイルを簡便に評価できる指標として「J-CHS基準」[1]が代表的です。体重減少、筋力低下（握力）、疲労感、歩行速度低下、身体活動低下の5つの項目で評価します。また虚弱の程度を主観的に9段階で評価する「臨床虚弱尺度」[2]も妥当性の高い指標としてよく使用されています。一方で、地域高齢者のフレイルを総合的、多面的に評価する指標として、質問形式を主体とした「基本チェックリスト」や「後期高齢者の質問票」がよく知られています。

フレイルとは

加齢に伴う生理的予備能の低下により、さまざまな外的ストレスに対して脆くなっている状態であり、「健常と要介護のあいだにある状態」とされています。米国国民健康栄養調査において、フレイルの重症度によっては、高齢者だけでなく中年期、若年期でも生命予後に影響することが示されています[3]。フレイルの概念は身体機能低下のみに限ったものではなく、精神・心理的フレイル、社会的フレイル、オーラルフレイル、スキンフレイルなどさまざまな分野で用いられます。フレイルは可逆的であり、適切な介入を行うことで健康（健常）な状態に戻すことができるため、スクリーニングだけでなく、包括的な介入を行うことが重要です。

代表的な評価指標は？

フレイルの評価指標は、医療機関で使いやすいもの、地域高齢者で使いやすいものなど、さまざま報告されています。後述する評価指標はそれらの一部です。医療現場における代表的な指標として、「日本版cardiovascular health study（J-CHS）基準」[1]と「臨床虚弱尺度（clinical frailty scale）」[2]があげられます。これらは、早期介入につなげるためのスクリーニングとして簡便かつ再現性の高い指標とされています。

表 J-CHS 基準（文献 1 より一部改変）

項目	評価基準
体重減少	6 ヵ月で 2kg 以上の（意図しない）体重減少
筋力低下	握力：男性＜ 28kg、女性＜ 18kg
疲労感	（ここ 2 週間）わけもなく疲れる感じがする
歩行速度低下	通常歩行速度＜ 1.0m/ 秒
身体活動低下	①軽い運動・体操をしていますか？ ②定期的な運動・スポーツをしていますか？ 上記の 2 つのいずれも「週に 1 回もしていない」と回答

「該当する」が 1 ～ 2 項目でプレフレイル、3 項目以上でフレイル

1）J-CHS 基準

　「J-CHS 基準」は海外の基準を日本版に改変・修正した、身体的フレイルに重きをおいた評価指標です（**表**）[1]。体重減少、筋力低下（握力）、疲労感、歩行速度低下、身体活動低下の 5 つの項目のうち 1 ～ 2 項目該当でプレフレイル、3 項目以上該当でフレイルと判定します。握力と歩行速度のカットオフ値は、サルコペニア診断と同じです。短所として、精神心理的・社会的側面の評価ができないこと、5 項目かつ該当／非該当の 2 点評価のため、重症度評価にはあまり適しません。

2）臨床虚弱尺度（clinical frailty scale）

　臨床虚弱尺度（clinical frailty scale）は、「非常に健常である」から「人生の最終段階」までを 9 段階で分類した評価スケールです[2]。短時間で評価可能かつ、評価者の経験に左右されないよう段階ごとに日常生活動作（ADL）や要介護状態をわかりやすく説明した文章が人のシルエットとともに記載されています。スケール 3 ～ 4（健常ではないが介護は必要としていない状態）がフレイルと考えられます。

地域高齢者で利用しやすいそのほかの評価指標

1）基本チェックリスト

　介護予防策として、生活機能の低下のおそれのある地域高齢者を早期に把握するため、厚生労働省が作成した質問形式の評価指標です。全 25 項目の二者択一となっています。ADL をはじめ、口腔機能、閉じこもり、認知機能、うつなどの領域を含んでおり、包括的な評価が可能です。一方で、認知症を有するなど、十分な聞きとりが行えない高齢者の評価には適さないとされています。

2）後期高齢者の質問票

　厚生労働省が作成した比較的新しい質問票です。基本チェックシート同様、包括的な評価が

可能です。該当した項目に対する保健指導例やかかりつけ医の対応マニュアルについても、同省や日本老年医学会から提示されており、2020年から後期高齢者の健康診断などで広く使用されています。

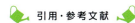
引用・参考文献

1) Satake, S. et al. The revised Japanese version of the Cardiovascular Health Study criteria (revised J-CHS criteria). Geriatr. Gerontol. Int. 20 (10), 2020, 992-3.
2) 日本老年医学会. CLINICAL FRAILTY SCALE：JAPANESE（臨床虚弱尺度）. (https://jpn-geriat-soc.or.jp/tool/pdf/tool_14.pdf, 2024年10月閲覧).
3) Rockwood, K. et al. A Frailty Index Based On Deficit Accumulation Quantifies Mortality Risk in Humans and in Mice. Sci. Rep. 7, 2017, 43068.

Q11 サルコペニアの評価指標には どのようなものがあるの？

独立行政法人労働者健康安全機構大阪労災病院栄養管理部管理栄養士　**藤井歩実** ふじい・あゆみ

ズバリお答えします！

　サルコペニアの評価指標は「EWGSOP2」[1]「AWGS2019」[2]「肝疾患におけるサルコペニア判定基準」[3] など、国や地域、疾患ごとにいくつか提唱されています。日本人における基準としては「AWGS2019」[2] が推奨されています。また、近年はサルコペニアの国際的に統一された概念定義「GLIS 基準」[4] が提唱され、今後はこの GLIS 基準のサルコペニアをベースにした研究も促進されるかもしれません。

サルコペニアとは

　サルコペニアは 1989 年に Rosenberg によって提唱された概念で、ギリシャ語で sarx（筋肉）と penia（喪失）をあわせた造語が発祥です。現在では「高齢期にみられる骨格筋量の減少と筋力もしくは身体機能の低下」と定義されますが、評価指標や対象患者は地域や疾患によっても複数あります。

EWGSOP2

　サルコペニアの概念が示されて以降は、さまざまな基準でサルコペニアが判定されてきました。そして 2010 年に EWGSOP（European working group on sarcopenia in older people）[1] によってサルコペニアの診断基準が報告され、「筋力低下と骨格筋量減少の両者を兼ね備える場合にサルコペニアと判定する」という統一した基準が策定されました。

　2018 年にはこの診断基準を改定した EWGSOP2 [1] が報告され、サルコペニアの可能性がある高齢者をスクリーニングし、握力もしくは立ち上がりテストによって筋力低下が認められる場合には、二重エネルギー X 線吸収測定（DXA）、生体電気インピーダンス分析（BIA）、コンピューター断層撮影（CT）、核磁気共鳴画像法（MRI）などで骨格筋量もしくは骨格筋の質の評価を行い、サルコペニアを確定させるという診断基準が設けられました。

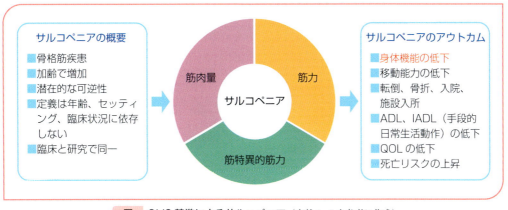

図　GLIS基準によるサルコペニア（文献4、5を参考に作成）

AWGS2019

　2014年、アジアにおけるサルコペニアワーキンググループによってEWGSをアジア人用に見直したサルコペニアの診断基準AWGSが報告されました。その後、2019年には診断の流れや基準値を見直した改訂版となるAWGS2019（Asian working group for sarcopenia 2019）[2]が報告されました。医療機関以外の地域社会においてもスクリーニングが実施できるようコミュニティーセッティングが設けられたことも大きな変更点の一つです。低骨格筋量かつ低筋力もしくは低身体機能でサルコペニアと診断されます。現在、日本サルコペニア・フレイル学会で推奨されている診断基準となります。

肝疾患におけるサルコペニア

　近年、肝疾患における二次性サルコペニアとの関連が報告されており、日本肝臓学会では肝疾患に特化したサルコペニア判定基準[3]が提唱されています。肝疾患においてはさまざまな要因によってサルコペニアを生じると考えられており、年齢制限を撤廃し65歳未満の非高齢者も診断対象となっています。

GLIS基準

　サルコペニアの病態理解がすすみ、診断基準がいくつか提唱されていますが、世界的に統一された基準はありません。そこで、国際サルコペニア・フレイル学会（SCWD）主導にてGlobal leadership initiative on sarcopenia（GLIS）が組織され、サルコペニアの国際的な概念定義「GLIS基準」が提唱されました[4]。GLIS基準におけるサルコペニアは「骨格筋量減少と筋力低下の組み合わせ」と定義されましたが、現時点で具体的な診断基準までは提示されていません。しかし、今までのサルコペニア診断と大きく異なる点は、診断構成要素の一つ

であった「身体機能の低下」がサルコペニアの転帰（結果）としてとらえられていることです（図）[4, 5]。世界的に統一された概念定義ができたことで、今後、サルコペニアの有病率や介入効果などの国際比較が可能になるかもしれません。

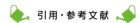 引用・参考文献

1) Cruz-Jentoft, AJ. et al. Writing Group for the European Working Group on Sarcopenia in Older People 2 (EWGSOP2), and the Extended Group for EWGSOP2. Sarcopenia : revised European consensus on definition and diagnosis. Age Ageing. 48 (1), 2019, 16-31. doi : 10.1093/ageing/afy169.
2) Chen, LK. et al. Asian Working Group for Sarcopenia : 2019 Consensus Update on Sarcopenia Diagnosis and Treatment. J. Am. Med. Dir. Assoc. 21 (3), 2020, 300-7. e2. doi : 10.1016/j.jamda.2019.12.012.
3) 日本肝臓学会. 肝疾患におけるサルコペニア判定基準（第2版）. (https://www.jsh.or.jp/medical/guidelines/jsh_guidlines/sarcopenia.html, 2024年10月閲覧).
4) Kirk, B. et al. The Conceptual Definition of Sarcopenia : Delphi Consensus from the Global Leadership Initiative in Sarcopenia (GLIS). Age Ageing. 53 (3), 2024, afae052.
5) 吉村芳弘. 三位一体の取り組みに必要な知識：GLIM低栄養とGLISサルコペニア. 臨床栄養. 145 (3), 2024, 293-8.

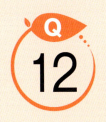

リフィーディング症候群のリスク評価指標にはどのようなものがあるの？

近畿大学奈良病院栄養部管理栄養士　**平田幸一郎** ひらた・こういちろう

ズバリお答えします！

BMI 18.5kg/m² 未満の患者や過去3〜6ヵ月に10％以上の意図しない体重減少を認める患者、5日間以上の絶食、アルコール依存やインスリン、化学療法、制酸薬や利尿薬使用中の患者はハイリスク患者に該当します。また、再栄養時の低カリウム、低リン、低マグネシウム血症の存在にも注意が必要です。神経性食思不振症、重度精神障害、肥満手術・胃バイパス術後の患者、消化吸収障害を呈する患者、透析患者、重症患者、担がん患者にも注意が必要です。

管理栄養士として押さえておくべき代謝性合併症の一つ

　リフィーディング症候群（refeeding syndrome）とは、重篤な栄養障害を呈する患者に栄養療法を急速かつ過剰に行った際に、開始後早期に発症する代謝性合併症であり、経口摂取、経腸栄養、経静脈栄養の投与経路にかかわらず発症し、重症化すると致死的な経過をたどる病態です。臨床で働く管理栄養士としてかならずその機序や病態、ハイリスク患者がどのような患者であるか、またその栄養療法について理解しておく必要があります。本稿がその一助になれば幸いです。

リフィーディング症候群とは

　リフィーディング症候群がわが国で歴史的に認知されている最初の記録は、戦国時代にさかのぼります。のちに天下統一を成し遂げた羽柴（のちに豊臣）秀吉は織田信長に仕えていた1581年（本能寺の変は1582年）、鳥取城の討伐を命じられ地形的に攻略がむずかしかったため、兵糧攻めを行いました。鳥取城に農民たちを追いやり食べものの補給路を断つことで、城内では多くの餓死者が出たとされます。のちに城主の吉川経家は降伏し、切腹により自害しました。戦いが終わり、秀吉は生存者に粥を振る舞ったとされます。しかし食べた後に突然死

表 リフィーディング症候群ハイリスク基準（文献3を参考に作成）

下記の基準が1つ以上
- BMIが16kg/m^{2}未満
- 過去3〜6ヵ月で15%以上の意図しない体重減少
- 10日間以上の絶食
- 再栄養前の低カリウム血症、低リン血症、低マグネシウム血症

下記の基準が2つ以上
- BMIが18.5kg/m^{2}未満
- 過去3〜6ヵ月で10%以上の意図しない体重減少
- 5日間以上の絶食
- アルコール依存の既往または次の薬剤の使用歴がある（インスリン、化学療法、制酸薬、利尿薬）

した人が多くいたと伝わっています。これが日本で記録されたもっとも古い記載だとされています[1]。米国静脈経腸栄養学会（ASPEN）によると、リフィーディング症候群が最初に記載されているのは第二次世界大戦である[2]とされていますが、それよりも前の、今からおおよそ440年前に秀吉はリフィーディング症候群の存在に気づいていたようです。

　長期の飢餓状態では、細胞内も糖質不足の飢餓状態にあり、アデノシン三リン酸（ATP）の産生も低下し、また細胞内に多いカリウム、リン、マグネシウム濃度も低下しています。この状況下に急速に糖質が投与されると、ATP産生のためにリンが消費されて低リン血症が進行します。また糖質の投与によりインスリン分泌が亢進し、細胞外から細胞内へのカリウム、リン、マグネシウムの移動が生じます。リンが不足すると呼吸筋の機能低下や組織への酸素供給にかかわる2,3-ジホスホグリセリン酸が不足し、赤血球のヘモグロビンから酸素を遊離しにくくなり組織への酸素供給が低下します。さらに、飢餓状態ではビタミンB$_1$も欠乏しており、ビタミンB$_1$欠乏による乳酸アシドーシスを来すこともあります。このような複合的な電解質異常や代謝異常により重篤な心不全、不整脈、呼吸不全、意識障害などを呈する一連の病態がリフィーディング症候群と定義されています[2]。

リフィーディング症候群ハイリスクの患者はどのような患者か

　NICE診療ガイドラインにはリフィーディング症候群のハイリスク患者は表のように示されています[3]。

リフィーディング症候群の治療とモニタリング

　NICE診療ガイドライン[3]では、リフィーディング症候群のリスクが高い患者に対して、最大でも10kcal/kg/日の栄養から投与をはじめ、4〜7日かけて必要量までゆっくりとエネルギー（カロリー）を増量していくことが推奨されています。

とくに、BMI が 14kg/m^2 未満の症例や、15 日間以上食事をしていなかったなどの非常に
リスクの高い症例では 5kcal/kg/ 日から開始し、持続的な心電図のモニタリングも必要とい
われています。

🌿 引用・参考文献 🌿

1）Kano, Y. et al. Hyoro-zeme in the Battle for Tottori Castle : The first description of refeeding
syndrome in Japan. Am. J. Med. Sci. 366（6）, 2023, 397-403.
2）da Silva, JSV. et al. ASPEN Consensus Recommendations for Refeeding Syndrome. Nutr. Clin.
Pract. 35（2）, 2020, 178-95.
3）NICE. Nutrition support for adults : oral nutrition support, enteral tube feeding and parenteral
nutrition. Clinical guideline [CG32].（https://www.nice.org.uk/guidance/cg32, 2024 年 10 月閲
覧）.

Q13 過栄養の評価指標には どのようなものがあるの？

近畿大学奈良病院栄養部管理栄養士 **井口真宏** いぐち・まさひろ

ズバリお答えします！

肥満の定義は「過体重で脂肪組織に脂肪が過剰に蓄積した状態」です[1, 2]。肥満はただちに疾患に分類されませんが、さまざまな疾患の原因となり、動脈硬化、心血管疾患などの健康障害を起こす重大なリスク因子です。肥満の評価指標には、体格指数（BMI）、体脂肪量評価、体脂肪分布評価、肥満度などがあります。

過栄養とは

「過栄養」とは過体重と肥満をさしており、健康を損なう可能性のある過剰な脂肪の蓄積と定義します[1]。肥満はただちに疾患に分類されませんが、糖尿病、脂質異常症、高血圧症の原因となり、動脈硬化、心血管疾患などの健康障害を起こす重大なリスク因子です。本稿では、肥満の評価に用いられる指標について解説します。

体格指数（BMI）

● BMI ＝体重（kg）／身長（m）^{2}

肥満の判定基準として、現在わが国をはじめ国際的にも用いられています。BMI は身長と体重から計算できる簡便な指標で、脂肪重量やウエスト周囲長との相関が高く、また BMI の増加は、冠動脈疾患や脳血管障害などの健康障害の発症や死亡リスクに関連するといわれています。わが国の肥満の判定基準は日本肥満学会により「肥満度分類」として設けられており、BMI ≧ 25kg/m^2 を肥満、BMI ≧ 35kg/m^2 を高度肥満と定義されています[2]。

なお、入院時食事療養において BMI ≧ 35kg/m^2 の高度肥満症に対して食事療法を行う場合は、脂質異常症食に準じて特別食の取り扱いが可能です。外来栄養食事指導料では、高度肥満症は BMI ≧ 30kg/m^2 の患者に対する治療食が特別食に含まれます[3]。

しかし、BMI ≧ 25kg/m^2 でも骨格筋発達や浮腫による体重増加の場合は、脂肪の過剰蓄積

である肥満に該当しません。また、高齢者ではBMIが体脂肪量を正確に反映しないサルコペニア（筋力低下と骨格筋減少）の合併が増えることなどに留意します。

体脂肪量

肥満が健康障害を起こすリスクがあるかの評価には、脂肪組織への脂肪の蓄積の正確な評価が必要です。また、脂肪組織への脂肪の蓄積の評価には、体脂肪量の測定とともに、体脂肪分布の評価が重要となります。とくに、内臓脂肪蓄積は健康障害との関連が強いといわれています。

1）体脂肪量の評価

おもな評価法として、皮下脂肪厚測定、空気置換法、血中レプチン濃度、二重エネルギーX線吸収（DXA）法、生体電気インピーダンス（BIA）法などがあります。とくに、DXA法は組織量を骨量、体脂肪量、除脂肪量に分けて定量化できる高精度な方法ですが、高額であり、少量ながら被ばくがある点などの課題があります。BIA法は広く実用化されており、体水分量の影響を受けるので測定状況により結果の変動が起こることがありますが、DXA法による計測値と相関を示します。

2）体脂肪分布の評価

体脂肪分布のおもな評価には以下のものがあります。

■ウエスト周囲長

へそレベルで測定します。コンピュータ断層撮影（CT）での内臓脂肪面積と相関を示します。成人男性≧85cm、成人女性≧90cmで高リスクと診断します。小児は80cm以上、またはウエスト身長比＝ウエスト周囲長（cm）/身長（cm）が0.5以上の場合で腹部肥満ありと診断します。

■内臓脂肪面積（VFA）

腹部CT画像（呼気終末期でのへそレベルまたは第4腰椎レベルのシングルスライス）で評価します。成人は100cm^{2}以上、小児は60cm^{2}以上で内臓脂肪型肥満と診断します。

肥満度

● 肥満度（%）＝{（実測体重－標準体重）/ 標準体重※} × 100

※標準体重：2000年の厚生労働省の乳幼児身体発育調査報告書、文部科学省の学校保健統計報告書のデータに基づき算出

わが国の小児の肥満判定に広く用いられます。肥満度による体格判定基準の詳細は文献[2]を参考にしてください。6歳未満（幼児）と6歳以上（児童・生徒）で異なっており、幼児は＋15%以上を「ふとりぎみ」、児童・生徒は＋20%以上を「肥満」としています[2]。

なお、肥満度を用いた高度肥満症に対する食事療法では、入院時食事療養において＋70%以上の高度肥満症に対して食事療法を行う場合は、脂質異常症食に準じて特別食の取り扱いが可能です。外来栄養食事指導料では、高度肥満症は＋40%以上の患者に対する治療食が特別食に含まれます[4]。

🌱 引用・参考文献 🌱

1) Cederholm, T. et al. ESPEN guidelines on definitions and terminology of clinical nutrition. Clin. Nutr. 36 (1), 2017, 49-64.
2) 日本肥満学会編. "肥満症治療と日本肥満学会が目指すもの". 肥満症診療ガイドライン2022. 東京, ライフサイエンス出版, 2022, 2.
3) 厚生労働省. 入院時食事療養費に係る食事療養及び入院時生活療養費に係る生活療養の実施上の留意事項について. 保医発0305第14号. 令和6年3月5日. (https://www.mhlw.go.jp/content/12404000/001252058.pdf, 2024年11月閲覧).
4) 日本栄養士会. 診療報酬の算定方法の一部改正に伴う実施上の留意事項について. B001 特定疾患治療管理料:9 外来栄養食事指導料. (https://www.dietitian.or.jp/data/pdf/000907838_136_138.pdf, 2024年11月閲覧).

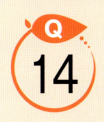

Q14 嚥下障害の評価方法にはどのようなものがあるの?

独立行政法人労働者健康安全機構大阪労災病院栄養管理部管理栄養士　**松本聖美**　まつもと・きよみ

ズバリお答えします!

　もっとも精度が高い評価方法は機器を用いた嚥下内視鏡検査（VE）や嚥下造影検査（VF）です。しかし、機器を用いた評価を頻繁に行うことは困難であり、一般的には質問紙や簡便なスクリーニングを組み合わせてスクリーニング、評価をします。質問紙によるスクリーニングの代表的なものにはEAT-10[1]や聖隷式嚥下質問紙[2]などがあります。実践的なスクリーニングの代表的なものは反復唾液嚥下テスト、改訂水飲みテスト、フードテストなどがあります。観察によって嚥下障害の重症度を評価する代表的なものに藤島の摂食嚥下状況のレベル（FILS）やFOIS（functional oral intake scale）などがあります。

質問紙によるスクリーニング

　質問紙は本人や家族が記入し、摂食嚥下障害がある可能性を早期に発見するツールです。EAT-10[1]や聖隷式嚥下質問紙[2]などがあります。

実践的なスクリーニング

　簡便で安全性や妥当性が検証されているスクリーニングを表1[3]に示します。誤嚥を100%抽出するものはなく、いくつかのスクリーニングを組み合わせ、精度を高めます。対象者の意識、呼吸状態、口腔環境、姿勢、栄養状態などによって、スクリーニング結果が異なることもあります。一度のスクリーニングのみで終了せず、改善すべき全身状態がととのった後に再度スクリーニングをすることも必要です。全身状態を含めた嚥下評価には摂食嚥下障害の評価2019[3]やMASA（the mann assessment of swallowing ability）[4]があります。

表1 代表的な実践的なスクリーニング（文献3を参考に作成）

● 反復唾液嚥下テスト（repetitive saliva swallowing test；RSST）

方法	患者の喉頭隆起および舌骨に人差し指と中指の指腹を軽くあて、30秒間に何回空嚥下ができるかを数える。喉頭隆起と舌骨は、嚥下運動に伴って指腹を乗り越え上前方に移動し、その後下降してもとの位置へと戻る。この下降時点を、空嚥下1回が完了したと判定する。なお、「摂食嚥下障害の評価【簡易版】」（2015）には、「人指し指と中指で甲状軟骨を触知」すると記載されているが、いずれの方法を用いてもよい。
評価基準	30秒間に3回未満の場合にテスト陽性、すなわち問題ありとする。口頭指示理解が不良な場合は判定不可とする。たとえば、「手をあげてください」などの指示に従えなければ判定不可とみなす。
診断精度	摂食嚥下障害者において、VFで確認された誤嚥をRSSTが同定する感度は0.98、特異度は0.66と報告されている。

● 改訂水飲みテスト（modified water swallowing test；MWST）

方法	冷水3mLを口腔底に注ぎ、嚥下を指示する。咽頭に直接水が流れ込むのを防ぐため、舌背ではなく口腔底に水を注ぐ。評価点が4点以上であれば、最大でさらにテストを2回くり返し、もっとも悪い場合を評価点とする。評価不能の場合は、そのむねを記載する。また、実施した体位などの情報も記載する。
評価基準	1）嚥下なし、むせる and/or 呼吸切迫 2）嚥下あり、呼吸切迫 3）嚥下あり、呼吸良好、むせる and/or 湿性嗄声 4）嚥下あり、呼吸良好、むせなし 5）4に加え、反復嚥下が30秒以内に2回可能
診断精度	カットオフ値を4点とした場合、摂食嚥下障害者において、MWSTがVFで確認された誤嚥を検出する感度は1.0、特異度は0.71と報告されている。なお、臨床場面では、とろみ水を用いてMWSTの基準を参考にして評価を行う場合がある。とろみ水で評価した場合は、日本摂食嚥下リハビリテーション学会嚥下調整食分類2021（とろみ）を参考に、使用したとろみの程度を明記する。

● フードテスト（food test；FT）

方法	ティースプーン1杯（約4g）のプリンを嚥下させ、嚥下後に口腔内を観察し、残留の有無、位置、量を確認する。
評価基準	1）嚥下なし、むせる and/or 呼吸切迫 2）嚥下あり、呼吸切迫 3）嚥下あり、呼吸良好、むせる and/or 湿性嗄声、口腔内残留中等度 4）嚥下あり、呼吸良好、むせなし、口腔内残留ほぼなし 5）4に加え、反復嚥下が30秒以内に2回可能
診断精度	カットオフ値を4点とした場合、摂食嚥下障害者においてFTがVFで確認された誤嚥を検出する感度は1.0、特異度は0.82と報告されている。

● 水飲みテスト（water swallowing test；WST）
● エバンスブルーダイテスト（the Evan's blue dye test）：気管孔がある人
● 咳テスト（cough test）
● 頸部聴診法

観察による評価

　ミールラウンドは摂食嚥下評価をできる重要な場面です。患者が食べているそのままの状態

表2 VE、VFの特徴

嚥下内視鏡検査（VE）	嚥下造影検査（VF）
●直視下で喉咽頭の器質的異常の有無や唾液の状態が観察できる ●ベッドサイドで観察が可能 ●ふだんの食事で観察ができる ●口腔期、食道期の評価ができない ●嚥下反射時はホワイトアウトになり観察できない	●口腔から食道までの観察が可能 ●咽頭残留、誤嚥の有無がわかる ●誤嚥しにくい体位を検討できる ●X線透過室が必要でX線被ばくがある ●病院などできる場所が限られている ●食品に造影剤を混ぜる必要がある

を評価するFILS[5]や食べることができる能力を評価するFOIS[6]は、摂食嚥下障害の重症度を評価します。また、「観察による食形態判定のための手引き」[7]は口角の左右非対称の運動、嚥下、むせ、流涎（りゅうぜん）、口腔内残渣の有無、頸部聴診、声質や呼吸の変化、含嗽（がんそう）の可否を確認し、食形態を評価・調整するためのガイドラインです。これによって、適正な食形態を選択することが可能です。

機器を用いた評価

目的は嚥下機能障害や誤嚥が疑われる人に対し、器質的・機能的異常を診断すること、姿勢や食形態による代償方法の効果判定、誤嚥防止のための治療やゴール設定を検討することです。VEとVFの特徴を**表2**に示します。

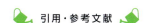

引用・参考文献

1) ネスレ栄養ネット．スクリーニングシート：EAT-10（イート・テン）嚥下スクリーニングツール．（https://www.eiyounet.nestlehealthscience.jp/tools/screening/eat-10，2024年10月閲覧）．
2) 中野雅徳ほか．スコア化による聖隷式嚥下質問紙評価法の検討．日本摂食嚥下リハビリテーション学会雑誌．24（3），2020，240-6．
3) 日本摂食嚥下リハビリテーション学会医療検討委員会．摂食嚥下障害の評価2019．日本摂食嚥下リハビリテーション学会雑誌．23（2），2019，107-36．
4) Carnaby-Mann, G. et al. The bedside examination in dysphagia. Phys. Med. Rehabil. Clin. N. Am. 19（4），2008，747-68，viii．
5) 藤島一郎ほか．「摂食・嚥下状況のレベル評価」簡便な摂食・嚥下評価尺度の開発．日本リハビリテーション医学会誌．43，2006，S249．
6) Crary MA, et al. Initial psychometric assessment of a functional oral intake scale for dysphagia in stroke patients. Arch. Phys. Med. Rehabil. 86（8），2005，1516-20．
7) 国立国際医療研究センター病院．嚥下造影および嚥下内視鏡を用いない食形態判定のためのガイドラインの開発．（http://www.hosp.ncgm.go.jp/s027/202010_guideline_development.html，2024年10月閲覧）．

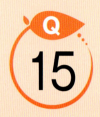

Q15 必要栄養量算出のために用いる体重は実測体重がいいの？ 理想体重がいいの？

日本赤十字社京都第二赤十字病院医療技術部栄養課管理栄養士　**風岡拓磨** かざおか・たくま

ズバリお答えします！

必要栄養量を算出するためには、「日本人の食事摂取基準（2020年版）」[1]と各種治療ガイドラインに基づいた必要栄養量の考え方を踏まえて、疾患がある場合には各種治療ガイドラインで表記されている体重を使用します。体重を修飾する因子がある場合は、実測体重のみで計算すると誤差が生じる可能性があるため、患者の背景を考慮した体重を用いることが推奨されます。必要栄養量を提供して効果を観察し、必要に応じて体重や係数の見直しと修正を行うことが重要です。

実測体重と理想体重のどちらを使用しても差し支えない場合

　人体の体内プールには許容範囲があり、許容範囲内に栄養素の投与量がおさまっている場合には、欠乏症状も過剰症状も示すことなく生活することができます。必要栄養量とは通常、この許容範囲における必要最小限の量をさします。必要栄養量の計算に「日本人の食事摂取基準（2020年版）」を用いる場合は、ボディマス指数（BMI）が標準より著しく外れていない者が対象[1]と定められています。このことから、必要栄養量の計算に体重を用いる場合は、実測体重、理想体重のどちらを用いても算出された結果は許容範囲と考えることができます。

実測体重を使用する場合の注意点

　実測体重を必要栄養量の算出に用いる場合は、疾患の重症度などに影響を受けるため、患者背景に注意が必要です。たとえば、低体重患者に対して体重増加を目的に必要エネルギー量を算出するとき、低体重患者の実測体重を用いて簡易式を使用する場合には、想定される係数の上限を設定したとしても、体重増加分に必要な蓄積量が加味されていないため、十分な体重増加が期待できない場合があります。

　また、浮腫や胸水などがある患者の実測体重を使用し簡易式を用いて必要栄養量の計算を行

表 さまざまな体重の概念（文献2〜7を参考に作成）

名称	求め方	出典など	分類
現体重	直近の体重測定日における実測の体重	出典なし（実臨床で使用される）	実測体重
平常時体重	病因が出現する前の実測の体重	MNA®-SF	実測体重
術前体重	手術をする前の実測の体重	出典なし（実臨床で使用される）	実測体重
術後体重	手術をした後の実測の体重	出典なし（実臨床で使用される）	実測体重
透析後体重	血液透析における除水後の実測の体重	出典なし（実臨床で使用される）	実測体重
標準体重	身長 (m)^2 × 22	CKD診療ガイド2024	理想体重
目標体重	身長 (m)^2 × 22（65歳未満） 身長 (m)^2 × 22〜25（65〜74歳） 身長 (m)^2 × 22〜25（75歳以上）	高齢者糖尿病診療ガイドライン2023 肥満症診療ガイドライン2022	理想体重
調整体重	標準体重 (kg) + [実測体重 (kg) − 標準体重 (kg)] × 0.25	重症患者リハビリテーション診療ガイドライン2023	理想体重
ドライウエイト（DW）	血液透析管理をする際の基準体重	慢性腎臓病に対する食事療法基準2014年版	理想体重

う場合には、体液貯留の影響が考慮されていないため、実際に必要な栄養量よりも多く栄養を提供してしまう場合があります。このため、必要栄養量の計算を行う場合には実測体重以外の求め方で得られた体重を使用したほうが、より現実的な必要栄養量を算出できると思われます。必要栄養量を算出する際にはそれらの体重を修飾する因子を適切に評価し、患者の状態に即した栄養管理を行う必要があります。

理想体重を用いる場合の方法と注意点

　疾患を有している、あるいは疾患に関する高いリスクを有している患者の必要栄養量を算出するときは、まず「日本人の食事摂取基準（2020年版）」[1]におけるエネルギーおよび栄養素の摂取に関する基本的な考え方を理解している必要があります。そのうえで、その疾患に関連する各種治療ガイドラインを用いることになります。

　各種治療ガイドラインでは必要栄養量が簡易式（係数 /kg体重 / 日）で示されていることが多く、疾患がある場合には各種治療ガイドラインで示された体重を用いることが推奨されます。必要栄養量の算出に各種治療ガイドラインの簡易式を用いる場合は、各種治療ガイドラインに示された体重の種類があるため、誤った種類を選択しないように注意が必要です（表）[2〜7]。各栄養素の算出方法については、Q16〜24（57〜81ページ）を参照してください。

実測体重・理想体重のどちらを使用するか迷う場合

　複数の治療ガイドラインの対象となる患者の必要栄養量を算出するときは、使用する体重や

係数の選択などの変数が増えてしまうため、算出した必要栄養量が適切な数値であるかわかりません。真に適切な必要栄養量を算出するためには、一度、必要栄養量を算出し、栄養を提供した効果を十分に観察し、その栄養が患者にどのような影響を与えているかを評価することが欠かせません。評価した結果に基づき、必要に応じて算出した栄養量の修正を行うことが求められます。係数の変更を考慮することも必要ですが、使用する体重の変更も選択肢にあげられると考えています。これらのプロセスをくり返し行うことで、効果的な栄養治療をめざすことができます。

引用・参考文献

1) 厚生労働省. "総論". 「日本人の食事摂取基準（2020年版）」策定検討会報告書. (https://www.mhlw.go.jp/stf/newpage_08517.html, 2024年10月閲覧).
2) Nestlé Nutrition Institute. 簡易栄養状態評価表. (https://www.mna-elderly.com/sites/default/files/2021-10/mna-mini-japanese.pdf, 2024年10月閲覧).
3) 日本腎臓学会編. CKD診療ガイド2024. 東京, 東京医学社, 2024, 176p.
4) 日本老年医学会ほか編. 高齢者糖尿病診療ガイドライン2023. 東京, 南江堂, 2023, 264p.
5) 日本肥満学会編. 肥満症診療ガイドライン2022. 東京, ライフサイエンス出版, 2022, 184p.
6) 日本集中治療医学会. 重症患者リハビリテーション診療ガイドライン2023. 日本集中治療医学会雑誌. 30 (Suppl 2), 2023, S905-72.
7) 日本腎臓学会. 慢性腎臓病に対する食事療法基準2014年版. 日本腎臓学会誌. 56 (5), 2014, 553-99.

Q16 1日に必要な水分量はどのように算出するの？

医療法人名古屋澄心会名古屋ハートセンター栄養科管理栄養士　**島田晶子** しまだ・あきこ

ズバリお答えします！

　1日の必要水分量は、体重1kgあたり30～35mL目安で計算されます。そこに発熱などを伴い体温が37℃を超える場合は、必要水分量も1℃上昇するごとに150mL/日の付加が必要とされます[1]。水分は食事や飲水から得られるもののほか、体内で生成される代謝水も存在し、体重1kgあたり5mLで計算されます。人間は得た水分を尿や便などの排泄、発汗や呼吸などによる不感蒸泄から損失しているので、1日に必要とされる水分量は、「排泄＋発汗＋不感蒸泄－代謝水」で表すことができます。

体内水分量と必要水分量

　人間の体内水分量は年齢、性別、体脂肪量などによって変化しますが、成人で約60%、高齢者で約50%、小児で約70%といわれています。水分は脂肪に比べて筋肉に多く含まれており、体内水分量は「体内水分量＝除脂肪体重×0.73」で算出されます[1]。そして1日の必要水分量は、簡易式で「1日必要水分量（mL）＝現体重（kg）×30～35（mL）」と求めます。

　基本的には図のように、摂取した水分量と排泄された水分量とが同等になるように水分量を算出します。ふだんの食事や飲水、場合によっては輸液から取り込む水分や、尿などの排泄された水分はモニタリングしやすいですが、それ以外に内因性に生成される水分である代謝水や、喪失される水分の不感蒸泄についても考慮する必要があります。

代謝水とは

　代謝水とは、摂取した栄養が体内で代謝される際に生じる水のことをいいます。個体差はありますが、平均200～300mLの代謝水が生成されるといわれており、簡易式では「代謝水（mL）＝現体重（kg）×5（mL）」と表せます。また、代謝水は栄養素によっても生成される量が異なり、たんぱく質1gあたり0.4mL、脂質1gあたり1.07mL、炭水化物1gあたり

Nutrition Care 2024 冬季増刊　57

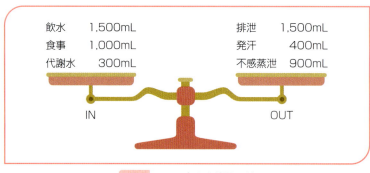

図 1日の水分出納量の例

0.56mLとされます[2]。たんぱく質・脂質・炭水化物（PFC）バランスのととのった食事であれば100kcalあたり約13mLの代謝水が生成されることになります。

そのほか、身体活動量やエネルギー代謝率によっても代謝水の生成は異なります。活動量の増大で代謝が活発になった際や、運動習慣があるなど、そもそもの基礎代謝率が高い場合も代謝水は多くつくられます。そして、発熱時や高温環境下にいる際も代謝促進によって代謝水の生成量が増加します。

不感蒸泄とは

不感蒸泄は発汗とは違い、目に見えないかたちでの水分の蒸発をさします。これは、呼吸や皮膚からの微量の水分が無自覚のうちに蒸発するプロセスです。この蒸発はつねに行われ、活動時以外の安静時でも喪失しており、体温調節に寄与しています。

この不感蒸泄は身長や体重などの体格にもよりますが、簡易式としては「現体重（kg）×15（mL）」で算出します[2]。おもに気温や湿度によって変化し、高温・高湿度下では不感蒸泄は増加し、低湿度下では乾燥により皮膚や呼吸からの蒸発が促進されます。当然、呼吸数の増加でも不感蒸泄は増大するため、たとえば人工呼吸器を装着して呼気が増えている場合や活動量の拡大で発汗などによる水分喪失が増加している場合にも、注意が必要です。

そのほか、発熱や感染なども不感蒸泄を増加させる要因です。体温が1℃上昇すると蒸発も約15％増えるため、必要水分量も1℃上昇するごとに150mL/日の付加が必要となります。

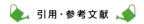
引用・参考文献

1) 幣憲一郎．"栄養投与量の決定法"．病態栄養専門医テキスト：認定専門医をめざすために．改訂第3版．日本病態栄養学会編．東京，南江堂，2021，47-53．
2) 木村祐太ほか．"代謝水と不感蒸泄"．ひと目でなっとく！ 水・電解質・酸塩基平衡：イラスト解説と症例で"ニガテ"解消．ニュートリションケア2024年秋季増刊．菅野義彦編．大阪，メディカ出版，2024，20-3．

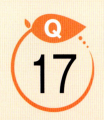

Q17 1日に必要なエネルギー量はどのように算出するの？

独立行政法人労働者健康安全機構大阪労災病院栄養管理部管理栄養士　**竹谷耕太** たけたに・こうた

ズバリお答えします！

必要エネルギー量を推算する代表的な方法として、簡易式とLongの式があります。簡易式は「体重（kg）× 係数（kcal）＝必要エネルギー量（kcal/日）」で算出します。係数は患者の病態、体格、活動量などの個別性を考慮して各種ガイドラインを軸に算出します。Longの式は「安静時エネルギー消費量（kcal）× 活動係数 × 傷害係数＝必要エネルギー量（kcal/日）」で算出します。安静時エネルギー消費量はHarris-Benedict（ハリス・ベネディクト）の式などの予測式を用いて算出します。活動係数は活動量に応じて1.1～2.0、傷害係数は侵襲などストレスの程度に応じて1.0～2.0の範囲で設定します。

必要エネルギー量の算出方法

　エネルギー消費量を正確に把握して必要エネルギー量を算出することは、きわめて困難です。その理由は、生体のエネルギー代謝を正確に測定することが困難であり、さらに年齢、体組成、疾患や炎症などの時間経過で変化する要因が多数存在するからです。生活をしながら一定期間のエネルギー消費量をもっとも正確に測定する方法は、二重標識水法とされています。しかし、コストや測定技術の問題から実臨床での実施は不可能であり、実際に用いられているものは、間接熱量計を用いる方法と必要エネルギー量を推算する方法があげられます。

　間接熱量計は、呼気ガス分析からエネルギー消費量を算出できます。しかし、やや高額なため十分に普及しているとはいえない状況です。そのため本稿では、必要エネルギー量の推算方法として代表的な簡易式とLongの式について解説します。

簡易式

● 体重（kg）× 係数（kcal）＝必要エネルギー量（kcal/日）

　算出に用いる体重は、どの値を採用するのかが明記されていないガイドラインもあり、注意

表1 簡易式に用いるエネルギー必要量の係数（文献1、2を参考に作成）

病態など	エネルギー必要量（kcal/kg/日）
健常者	25〜35[※1]（生活活動強度を加味）
劇症肝炎（急性肝不全）	25〜30
慢性肝炎（安定期／肥満患者）	30〜35／25〜30
肝硬変	25〜35
NAFLDおよびNASH	25〜30
慢性膵炎	30〜33
潰瘍性大腸炎（活動期／非活動期）	30〜35／30
クローン病（活動期および非活動期）	30
短腸症候群	25〜40（切除部位と吸収能を考慮）
肥満症／高度肥満症	25[※2]／20〜25[※2]
糖尿病性腎症（1期および2期／3期）	25〜30／25〜30（25〜35[※3]）
糖尿病性腎症（4期／5期）	25〜30／30〜35（25〜30[※4]）
急性腎障害（AKI）	20〜30[※5]
慢性腎臓病（CKDステージ1〜5）	25〜35[※6]
慢性腎臓病（血液透析週3回・腹膜透析）	30〜35[※6]
がん治療期	25〜30
周術期（日常生活可能／ベッド上）	30〜35／20〜25
心不全（急性／慢性／心臓悪液質）	20〜25／25〜35／25〜35
慢性期脳卒中	25
褥瘡	30〜35
筋萎縮性側索硬化症（ALS）	30〜40
パーキンソン病 （筋強剛・不随運動なし／筋強剛・不随運動あり）	25〜30／（25〜30）×1.1〜1.3

※1　一般的に標準体重を用いる。
※2　目標体重を用いる。
※3　GFR＜45では4期への調整も検討する。
※4　体重増加がある場合や血糖変動によっては調整を検討する。
※5　実体重を用いる。肥満や浮腫がある場合は標準体重を用いる。
※6　基本的に標準体重を用いる。

が必要です。くわしくはQ15（54ページ）を参照してください。係数は患者の病態、体格、活動量などの個別性を考慮して各種ガイドラインなどの基準を軸に算出します（表1）[1,2]。病期などによって代謝は変化するので、算出したエネルギー量には誤差が生じます。したがって、適宜モニタリングをしてエネルギー投与量を修正する必要があります。

表2 Long の式に用いる推定式と活動係数、傷害係数（文献1、2を参考に作成）

Harris-Benedict の式（1918）
男性：66.4730 ＋ 13.7516W ＋ 5.0033H － 6.7550A 女性：655.0955 ＋ 9.5643W ＋ 1.8496H － 4.6756A
［単位：kcal/ 日、W：体重（kg）、H：身長（cm）、A：年齢（歳）］
適応条件：体重 25.0 ～ 124.9kg、身長 151.0 ～ 200.0cm、年齢 21 ～ 70 歳

国立健康・栄養研究所の式
［0.1238 ＋（0.0481 × 体重 kg）＋（0.0234 × 身長 cm）－（0.0138 × 年齢）－ 性別*］× 1,000/4.186 ＊男性＝ 0.5473 × 1、女性＝ 0.5473 × 2

活動因子と活動係数	
活動因子	活動係数
寝たきり（意識低下状態）	1.0
寝たきり（覚醒状態）	1.1
ベッド上安静	1.2
ベッド外活動	1.3 ～ 1.4
一般職業従事者	1.5 ～ 1.7

傷害因子と傷害係数	
傷害因子	傷害係数
飢餓状態	0.6 ～ 0.9
術後（合併症なし）	1.0
小手術	1.0 ～ 1.1
中等度手術	1.1 ～ 1.2
大手術	1.2 ～ 1.3
長管骨骨折	1.1 ～ 1.3
多発外傷	1.4
腹膜炎・敗血症	1.2 ～ 1.4
重症感染症	1.5 ～ 1.6
熱傷	1.2 ～ 2.0
60％熱傷	2.0
発熱（1℃ごと）	＋ 0.1

Long の式

● 安静時エネルギー消費量（kcal）× 活動係数 × 傷害係数 ＝ 必要エネルギー量（kcal/ 日）

安静時エネルギー消費量は、推定式から算出します。推定式は病態や年齢などを考慮したさまざまな式が数多く報告されており、代表的な推定式として Harris-Benedict の式、国立健康・栄養研究所の式があります（**表2**）[1, 2]。安静時エネルギー消費量が算出できれば、患者の

活動量によって活動係数を、病態やストレスの程度によって傷害係数を決定し（表2）[1, 2]、必要エネルギー量を算出します。

　Longの式は広く用いられていますが、推定式、活動係数、傷害係数が妥当であるかについては、以前より問題点が指摘されています[3]。推定式は生体のエネルギー消費を直接評価しておらず、算出に用いる係数はあくまでも目安です。したがって、簡易式と同様に誤差は生じるため、適宜モニタリングをしてエネルギー投与量を修正する必要があります。

簡易式とLongの式、どちらを用いるか？

　必要エネルギー量を算出する根拠として、簡易式とLongの式のどちらが有用かを検討した報告もありますが、性別や年齢、病態などさまざまな要素によって左右されるため、不明です。どちらを採用するかは、組織のシステムやマンパワーなど、運用する現場の環境によって異なると考えられます。

モニタリング

　これまでに示したとおり、簡易式もLongの式も算出されたエネルギー量は絶対的な値ではなく、さらに算出後も患者の病態は変化します。このため、必要エネルギー量を算出した後のモニタリングを行うことが重要です。血糖、肝酵素などの血液検査、体重などを指標にモニタリングを行い、適宜投与エネルギー量を修正してください。

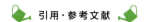

引用・参考文献

1) 栗原美香. "準備編：エネルギー消費量の算出". メディカルスタッフのための栄養療法ハンドブック. 改訂第3版. 佐々木雅也編. 東京, 南江堂, 2024, 51-6.
2) 佐々木雅也ほか. "実践編". 前掲書1). 57-238.
3) 井上善文. 必要エネルギー量の算定：ストレス係数・活動係数は考慮すべきか？ 静脈経腸栄養. 25（2）, 2010, 573-9.

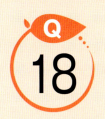

Q18 1日に必要なたんぱく質量はどのように算出するの？

独立行政法人労働者健康安全機構大阪労災病院栄養管理部管理栄養士　**竹谷耕太** たけたに・こうた

ズバリお答えします！

1日に必要なたんぱく質量は、「体重（kg）×係数（g）」で算出します。係数は対象患者の病態、活動量など個別性を考慮し、各種ガイドラインなどの基準を軸に増減して算出します。手術後や感染症などのたんぱく異化亢進がある場合には、程度に応じて係数を1.2～2.0g/kgの範囲で増量します。たんぱく質を減量する病態もあり、たとえば慢性腎臓病（CKDステージ3b～5）においては係数を0.6～0.8g/kgに設定します。必要たんぱく質量の算出後には適宜モニタリングを行い、投与量を調節します。

1日に必要なたんぱく質量の算出方法

● 体重（kg）×係数（g）＝必要たんぱく質量（g/日）

　算出に用いる体重は実測体重なのか理想体重なのか、どの値を用いるのかが基準に明記されていない場合もあり、注意が必要です。くわしくは **Q15（51ページ）** も参照してください。

　係数は患者の病態、体格、活動量などの個別性を考慮して各種ガイドラインなどの基準を軸に算出します（**表1**）[1, 2]。手術後や感染症、褥瘡などのたんぱくの異化亢進がある場合には、程度に応じて係数を1.2～2.0g/kgの範囲で増量します。病態によって係数を減量する場合もあります。たとえば慢性腎臓病は腎保護、尿たんぱく抑制、尿毒症物質の貯留抑制などを目的にたんぱく質の摂取量をコントロールする場合があり、CKDステージG3b以降においては0.6～0.8g/kgが基準として示されています。

算出する際の留意事項

　算出する際の留意事項は、十分なエネルギー量の投与が前提であることと、必要量の上限と下限があることです。たんぱく質は、糖質や脂質から十分なエネルギーが投与されないと、生体のたんぱく合成に利用されずエネルギー消費に使われてしまいます。したがって、たんぱく

表1 必要たんぱく質量の係数（文献1、2を参考に作成）

病態など	たんぱく質必要量（g/kg/日）
正常（ストレスなし）	0.8〜1.0
代謝亢進（軽度／中等度／高度）	1.0〜1.2／1.2〜1.5／1.5〜2.0
劇症肝炎（急性肝不全）	0.8〜1.2
慢性肝炎（安定期／肥満患者）	1.2〜1.5／1.0〜1.5
肝硬変	1.0〜1.5 （たんぱく質不耐症あり：BCAAを併用し、食事由来は0.5〜0.7）
NAFLD・NASH	1.0〜1.5
急性膵炎／慢性膵炎	1.0〜1.5／1.0〜1.5
潰瘍性大腸炎（活動期／非活動期）	1.5／1.0〜1.2
クローン病（活動期／非活動期）	1.5／1.0〜1.2
短腸症候群	1.0〜1.5
肥満症	1.2以上[1]
糖尿病性腎症（1期・2期）	総エネルギー量の20%以下となるたんぱく質量
糖尿病性腎症（3期／4期／5期）	0.8〜1.0／0.6〜0.8／0.9〜1.2
急性腎障害（保存期／腎代替療法施行）	0.8〜1.0／1.0〜1.5[2]
急性腎障害（持続的腎代替療法施行）	最大で1.7[2]
慢性腎臓病（CKDステージ1〜2／3a）	過剰に摂取しない／0.8〜1.0[2]
慢性腎臓病（CKDステージ3b・4・5）	0.6〜0.8[3]
慢性腎臓病（血液透析週3回・腹膜透析）	0.9〜1.2[3]
がん治療期	健常人と同じ、または患者の基礎疾患に準ずる
周術期	1.0〜1.5
慢性閉塞性肺疾患（COPD）	1.2〜1.5
心不全（急性／慢性／心臓悪液質）	1.0〜1.2／1.0〜1.2／1.2〜1.5
慢性期脳卒中	0.9〜1.1
褥瘡	1.25〜1.5
筋萎縮性側索硬化症（ALS）	1.0〜1.2
パーキンソン病	1.0〜1.2
サルコペニア	1.0以上[4]

※1 目標体重。
※2 実体重を用いる。肥満や浮腫がある場合は標準体重を用いる。
※3 基本的に標準体重を用いる。
※4 適正体重。

質だけを必要量投与すればよいということにはなりません。この割合を示す指標として、非たんぱく質カロリー／窒素比（NPC/N比）があります。平常時におけるNPC/N比は150〜

表2 NPC/N 比の調整と窒素バランスの算出（文献3を参考に作成）

NPC/N 比 =［投与糖質（g）× 4］+［投与脂質（g）× 9］kcal/ 投与たんぱく質（g）/6.25

1. 平常時：150 ～ 180
2. 侵襲が加わった状態：100 ～ 150
3. 血液透析導入前の腎不全：180 ～ 300

窒素バランス = A 窒素摂取量（g/ 日）- B 尿中尿素窒素量（g/ 日）

A：窒素摂取量（g/ 日）= 摂取たんぱく質量（g/ 日）/6.25
B：尿中尿素窒素量（g）= 24 時間尿中尿素窒素量（g/ 日）× 1.25

180 程度で、侵襲などの異化亢進状態であれば NPC/N 比が低くなるように設定します（**表2**）[3]。必要量の上限について、過剰のリスクとして考えられるのが腎機能への影響です。「日本人の食事摂取基準（2020 年版）」では、耐容上限量は根拠不十分として具体的な数値は示されていません。しかし、一般的にはたんぱく質の摂取量は 2.0 ～ 4.0g/kg が上限とされています[3]。必要量の下限について、生体の生理的機能を維持するために最低限必要なたんぱく質量（不可避的たんぱく喪失）があります。「日本人の食事摂取基準（2020 年版）」では、たんぱく質維持量は 0.66g/kg/ 日とされており、基本的にはこの維持量以下にならないように必要量を設定します。

モニタリング

　たんぱく質を過不足なく投与することは、患者の回復や機能維持に重要です。しかし、本稿で示した算出方法は、体重と係数から推算された値です。したがって、絶対的な値ではなく、さらに算出後も患者の病態は変化します。そのため、必要量を算出した後のモニタリングを行うことが重要です。モニタリングで用いられる代表的な指標に、血中尿素窒素（BUN）があります。BUN の上昇がたんぱく質の過剰摂取によると判断される場合、たんぱく質の投与量を減らす必要があります。ほかの指標としては、尿中尿素窒素を用いて窒素バランスを評価する方法があります（**表2**）[3]。窒素バランスがプラスの場合、たんぱく質の必要量を満たしている一つの指標になります。

引用・参考文献

1) 栗原美香. "準備編：エネルギー消費量の算出". メディカルスタッフのための栄養療法ハンドブック. 改訂第 3 版. 佐々木雅也編. 東京, 南江堂, 2024, 51-6.
2) 佐々木雅也ほか. "実践編". 前掲書 1). 57-238.
3) 鷲澤尚宏. "栄養素投与量の決定法". 日本臨床栄養代謝学会 JSPEN テキストブック. 日本臨床栄養代謝学会編. 東京, 南江堂, 2021, 208-17.

Q 19 1日に必要な脂質量はどのように算出するの？

日本赤十字社京都第二赤十字病院医療技術部栄養課管理栄養士　**赤嶺翔太** あかみね・しょうた

ズバリお答えします！

　1日に必要な脂質量は、適正なエネルギー量の範囲内で脂質をエネルギー量から算出する場合と、脂質制限で脂質の重量から算出する場合があります。一般的には総エネルギー量の20〜30%を脂質から摂取するとよいとされていますが、治療に合わせて0〜40%程度の範囲で調整することもあります。

脂質とは

　脂質はたんぱく質、炭水化物と同じくエネルギー源として利用される三大栄養素の一つです。脂質は脂肪酸とグリセロールで構成されており、血液中ではリポたんぱく質によって運搬されています。脂肪酸はエネルギー基質として利用されます。脂肪酸のなかでもn-6系脂肪酸とn-3系脂肪酸は体内で生成されないため、必須脂肪酸とよばれています。

脂質の必要量

　脂質の欠乏症を防ぐための必要量をエネルギー比率としてはじめて示したのは「日本人の栄養所要量（第2次改定）」です。当時の日本人の脂質摂取量の中央値を考慮して、成人では総エネルギー量の20〜25%、20歳未満は25〜30%として設定されました。現在は「日本人の栄養所要量」から「日本人の食事摂取基準」へ名称を変え、脂質の耐容上限量を飽和脂肪酸の目標量の上限（総エネルギー量の7%）を超えないと期待される摂取量の上限として、総エネルギー量の30%としています[1]。

　目安量は、脂肪酸摂取量の中央値を総エネルギー量のうちn-6系脂肪酸4〜5%、n-3系脂肪酸約1%、一価不飽和脂肪酸6%、飽和脂肪酸7%とした際の合計18〜19%とグリセロール部分を合わせて総エネルギー量の20%としています。

表 各種ガイドラインの脂質に関する記載（文献 5 ～ 9 を参考に作成）

ガイドライン名	脂質に関する記載
COPD（慢性閉塞性肺疾患）診断と治療のためのガイドライン 2022 [5]	脂質と比較し、炭水化物の投与は二酸化炭素の産生を増加させて換気の負担になる可能性が指摘されている。しかし、安定期 COPD 患者において高脂質／低炭水化物の栄養剤が通常の栄養剤よりも有用とする根拠はなく、著しい換気不全がなければ、組成にかかわらず十分なエネルギー投与を優先する。
慢性膵炎診療ガイドライン 2021 [6]	〈代償期〉 腹痛のない時期には栄養状態を評価しながらたんぱく質や脂肪の摂取量を増やす必要がある。また、低脂肪性の経腸成分栄養剤が慢性膵炎患者の除痛と栄養の改善に有効とする報告がみられる。 〈非代償期〉 脂肪制限をはじめとする過度の食事制限は消化吸収障害による低栄養を助長するため避けるべきである。脂肪摂取量は 1 日 40 ～ 70g 摂取を推奨する意見や全エネルギーの 30 ～ 40％の摂取を推奨する意見がある。
動脈硬化性疾患予防ガイドライン 2022 [7]	脂肪エネルギー比率の違いで動脈硬化性疾患の発症の抑制効果を示した直接的なエビデンスはない。 代謝異常を認めない肥満者における低脂肪食（エネルギー比 30％未満）と高脂肪食（エネルギー比 30％以上）を比較した RCT のメタ解析では、低脂肪食で TC と LDL-C の低下、TG の上昇および HDL-C の低下をいずれも有意に認めている。
静脈経腸栄養ガイドライン 2013 [8]	（経腸栄養）総エネルギー投与量の 20 ～ 40％を基準とし、病態に応じて増減する。
糖尿病診療ガイドライン 2024 [9]	糖尿病患者においても、「動脈硬化性疾患予防ガイドライン 2022 年版」で推奨される飽和脂肪酸を 7％未満、コレステロール摂取を 1 日 200mg 未満に抑えることは妥当だと思われる。

脂質量をエネルギー量から算出する場合

　たんぱく質量・炭水化物量の調整を行う場合は、脂質量を総エネルギー量から算出します。たとえば、糖尿病の治療では血糖値コントロールを目的に炭水化物の必要量を先に総エネルギー量の 40％と設定した結果、HbA1c が有意に低下した報告[2] があります。この場合には、脂質量が総エネルギー量の 40％前後と算出できます。

脂質量を重量で算出する場合

　脂質制限が必要な場合は、脂質量を重量で算出します。脂質制限では、まず脂質量を決定し、たんぱく質量・炭水化物量を適正なエネルギー量に合わせて算出します。たとえば乳び漏の治療では長鎖脂肪酸を含む脂質を摂取するとリンパ管流が 3 ～ 10 倍程度になるため、リンパ管

の自然治癒を期待した対症療法として無脂肪消化態栄養剤を用いた脂質制限が行われることがあります[3]。この症例では、脂質量は総エネルギー量の0％です。このような厳しい脂質制限が小児では2週間以上、成人では4週間以上[4]持続される場合には、皮膚疾患などの必須脂肪酸欠乏症に注意が必要になります。

　脂質量は基本的には総エネルギー量の20〜30％とされていますが、これまであげた症例のように0〜40％で調整する場合もあります。

各種ガイドライン上での脂質量

　各種ガイドラインでは適正なエネルギー量を摂取することを前提として、脂質量は幅広く考えられています（表）[5〜9]。適正なエネルギー量とたんぱく質量の計算方法については、Q17〜18（59〜65ページ）を参考にしてください。

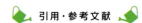
引用・参考文献

1) 厚生労働省.「日本人の食事摂取基準（2020年版）」策定検討会報告書.（https://www.mhlw.go.jp/stf/newpage_08517.html，2024年10月閲覧）.
2) van Zuuren, EJ. et al. Effects of low-carbohydrate-compared with low-fat-diet interventions on metabolic control in people with type 2 diabetes : a systematic review including GRADE assessments. Am. J. Clin. Nutr. 108（2），2018，300-31.
3) 山本陵太ほか. 頭頸部手術後のリンパ漏における無脂肪消化態流動食（ペプチーノ®）の有用性について. 耳鼻と臨床. 66（5），2020，139-43.
4) O'Neill, JA. Jr. et al. Essential fatty acid deficiency in surgical patients. Ann. Surg. 185（5），1977，535-42.
5) 日本呼吸器学会COPDガイドライン第6版作成委員会編. COPD（慢性閉塞性肺疾患）診断と治療のためのガイドライン2022. 第6版. 東京，メディカルレビュー社，2022，312p.
6) 日本消化器病学会編. 慢性膵炎診療ガイドライン2021. 改訂第3版. 東京，南江堂，2021，168p.
7) 日本動脈硬化学会編. 動脈硬化性疾患予防ガイドライン2022年版. 東京，日本動脈硬化学会，2022，210p.
8) 日本静脈経腸栄養学会編. 静脈経腸栄養ガイドライン. 第3版. 東京，照林社，2013，488p.
9) 日本糖尿病学会編・著. 糖尿病診療ガイドライン2024. 東京，南江堂，2024，580p.

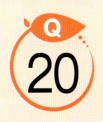

Q20 1日に必要な脂溶性ビタミン量はどのように算出するの？

医療法人社団愛友会上尾中央総合病院診療技術部栄養科管理栄養士　**小久保里紗** こくぼ・りさ

ズバリお答えします！

　脂溶性ビタミンには、ビタミンA、D、E、Kの4種類があります。正常な生理機能を営むために必要不可欠ですが、その必要量を体内で合成できないため、食物から摂取する必要があります。各ビタミンは誘導体を含め、複数の化合物に分類され、吸収率や利用効率が異なる場合が多いです。「日本人の食事摂取基準（2020年版）」では、必要量を満たすための基準が定められています[1]。疾患によって定められている基準よりも必要量が増える場合がありますが、体内に蓄積されやすいため、過剰摂取にも注意が必要です。ビタミンKを除き、耐容上限量が定められています。

病院での脂溶性ビタミン管理における留意点

　脂溶性ビタミンの吸収経路は、基本的に脂質と同じです。脂溶性ビタミンの吸収に必要な胆汁酸はおもに小腸末端で再吸収されますが、回盲部切除後は再吸収がむずかしくなり、脂溶性ビタミンの吸収率も低下します。また、消化管切除によって栄養素の吸収可能な面積や通過時間が短縮されるため、欠乏リスクが高まることを理解しておく必要があります[2]。本稿ではビタミンA、D、Kについて解説します。

ビタミンA

　ビタミンAは、肝臓内貯蔵量の最低値である20μg/gが維持されている限り、ビタミンA欠乏症状に陥ることはないとされています。

　一方で、褥瘡患者において創部の肉芽形成や上皮化のために、食事摂取基準で示されている推定平均必要量を上回るビタミンA摂取が必要と考えられています。当院で採用しているブイ・クレス®CP10はビタミンAが300μg配合されており、病院食とあわせて必要量を補えるように活用しています。

また栄養管理とは異なりますが、筆者が担当している血液内科では、ビタミンAは急性前骨髄球性白血病の治療にも利用されています。寛解導入療法では、ビタミンAの誘導体である全トランス型レチノイン酸45mg/m²/日を経口投与することで、正常白血球への分化を促します。

ビタミンD

　ビタミンDは食事から摂取される以外に、紫外線曝露によって皮膚でも産生され、体内でビタミンDとして利用されます。

　ビタミンDが欠乏すると、カルシウムの腸管吸収や腎臓での再吸収が低下し、骨吸収が亢進されることによって、骨粗鬆症や骨折のリスクが高まります。日本の75歳以上の女性1,393名を対象にしたコホート研究では、転倒を評価指標として1年間フォローしたところ、血清25（OH）D濃度が25ng/mL以上群に対して、その濃度が＜20ng/mL群では転倒のオッズ比が有意に高いという報告があります[3]。血清25（OH）D濃度が低いと筋萎縮、およびサルコペニアリスクが高まるという報告もあります。ほかにも、ビタミンD欠乏がウイルス感染症の発症および増悪因子であるということも知られています。

　ビタミンDが欠乏しやすい病態や要因を把握しておくことが重要です。慢性腎臓病や肝疾患のある患者、日光にあたる機会の少ない人では、そのリスクが高まります。

　当院で採用しているメディミル®ロイシンプラスは、ビタミンDが1本あたり20μgと多く含まれており、エネルギー、たんぱく質および分岐鎖アミノ酸（BCAA）とともに補給することができます。サプリメントの利用も効果的ですが、過剰摂取には注意が必要です。透析患者の副甲状腺ホルモン放出抑制のため、活性型ビタミンD_3製剤が処方される場合もあります。

ビタミンK

　ビタミンKは、血液の凝固を促進します。経口抗凝固薬であるワルファリンカリウム内服患者において、ビタミンK摂取は薬効を減弱させます。25～325μg/日の範囲で、日ごとの変動幅は292μg未満におさめ、150μg/日をめざすことが適切とされています。

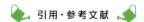
引用・参考文献

1) 厚生労働省.「日本人の食事摂取基準（2020年版）」策定検討会報告書.（https://www.mhlw.go.jp/stf/newpage_08517.html, 2024年10月閲覧）.
2) Utrilla Fornals, A. et al. Metabolic and Nutritional Issues after Lower Digestive Tract Surgery : The Important Role of the Dietitian in a Multidisciplinary Setting. Nutrients. 16 (2), 2024, 246.
3) Shimizu, Y. et al. Serum 25-hydroxyvitamin D level and risk of falls in Japanese community-dwelling elderly women : a 1-year follow-up study. Osteoporos. Int. 26 (8), 2015, 2185-92.

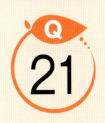

Q21 1日に必要な水溶性ビタミン量はどのように算出するの？

医療法人社団愛友会上尾中央総合病院診療技術部栄養科管理栄養士　**佐藤彩乃**　さとう・あやの

ズバリお答えします！

水溶性ビタミンには、ビタミンB_1、B_2、B_6、B_{12}、C、ナイアシン、パントテン酸、ビオチン、葉酸の9種類があります。「日本人の食事摂取基準（2020年版）」では推定平均必要量や推奨量が定められています[1]。病態や目的に応じて個別に必要量を算出する必要があります。とくに、病棟での栄養管理においてかならず押さえておきたいのは、ビタミンB_1、B_{12}、葉酸です。

ビタミンB_1

ビタミンB_1は、糖質からアデノシン三リン酸（ATP）を産生するために必要な補酵素であり、必要量はエネルギー消費量あたりで算出されますが、食事と静脈栄養で必要量が異なることに注意が必要です。静脈栄養の場合は、1日3mg以上を投与し、乳酸アシドーシス、ウェルニッケ脳症を予防します。また、特殊な状況下では必要量が大きく変わります。それぞれの状況に応じた必要量を**表1**[2]に示します。患者の状態にあわせて適切な量を決定することが重要です。

当院で採用している末梢静脈栄養（PPN）製剤はビーフリード®輸液で、ビタミンB_1の含有量は500mLあたり0.96mgのため、絶食中の患者に対してビーフリード®輸液のみの投与では不足します。そこで、当院作製のPPNセットには1バイアル中にビタミンB_1を100mg含有したビタメジン®静注用を組み込んでいます。

中心静脈栄養（TPN）製剤は、ネオパレン®1号輸液、ネオパレン®2号輸液、ハイカリックRF輸液、ハイカリック液-3号を採用しています。ネオパレン®は1,000mLあたりビタミンB_1を1.95mg、1,500mLあたり2.925mg含有しています。1,000mL以下の投与になる場合はビタミンB_1が不足していることに注意しましょう。ハイカリックはビタミンB_1が含有されていないため、当院では1シリンジ5mL中にビタミンB_1を3mg含有しているビ

表1	特殊状況下におけるビタミン B_1 の必要量（文献2を参考に作成）
ウェルニッケ脳症	200mg × 3回/日
リフィーディング症候群	栄養開始前に300mg、さらに3日間は毎日200～300mgを静脈投与
腎代替療法	100mg/日
アルコール離脱	50～100mg/日
敗血症	最初の3日間で100～300mg
妊娠悪阻	100mg/日を3日間経口投与または静脈投与
熱傷	100mg/日を14～21日間
外傷	100mg/日 × 15日

表2	ビタミン B_{12}、葉酸欠乏になるリスク因子（文献3、4を参考に作成）
ビタミン B_{12}	①摂取不足（アルコール多飲、菜食主義など） ②胃酸分泌の抑制（萎縮性胃炎、長期のPPI・H_2ブロッカー内服） ③内因子の欠乏 ④膵プロテアーゼの不足、減少、不活性化 ⑤小腸でのビタミン B_{12} の捕捉障害 ⑥回腸粘膜からビタミン B_{12} の吸収障害（クローン病など） ⑦血漿中の輸送障害 ⑧代謝障害（頻度は低い）
葉酸	①偏食、低栄養 ②アルコール多飲 ③薬剤（メトホルミン、メトトレキサートなど） ④吸収不良（セリアック病） ⑤妊娠、授乳などによる需要の増大

タジェクト注キットを混注しています。

　ビタミン B_1 の補充に使用される薬剤のうち、アリナミン®F注は1アンプルあたり2～8gのブドウ糖を含有しているため、血糖値や電解質のモニタリングも忘れずに実施しましょう。

ビタミン B_{12}、葉酸

　ビタミン B_{12}、葉酸欠乏のリスク因子を表2[3]に示します。筆者は高度治療室（HCU）病棟を担当しており、アルコール中毒や長期間の食欲不振が背景にある患者によく出会います。①大球性貧血がある、②食事歴からビタミン B_{12}、葉酸の不足が予想される場合は、血液検査の測定を提案しています。重要なことは、ビタミン B_{12}、葉酸のどちらも測定することです。ビタミン B_{12} が欠乏した状態のまま葉酸を補充することで、葉酸サイクルとメチオニンサイクルの補酵素となるビタミン B_{12} の需要が増大し、ビタミン B_{12} がさらに欠乏した状態となると、神経症状が増悪する可能性があります。かならずどちらの検査値も確認し、ビタミン B_{12} を先

行投与、または葉酸と同時に投与しましょう。

　ビタミン B₁₂ の補充は、経口では 1 〜 2g/ 日の投与が推奨されています。葉酸の補充は吸収不良がある場合では 15mg/ 日が必要とされています。

 引用・参考文献

1) 厚生労働省.「日本人の食事摂取基準（2020 年版）」策定検討会報告書.（https://www.mhlw.go.jp/stf/newpage_08517.html, 2024 年 10 月閲覧）.
2) PT Otsuka Indonesia. The importance of Thiamine in Parenteral Nutrition Therapy Q&A. Darmawan, I. ed.（https://www.otsuka.co.id/en/post/the-importance-of-thiamine-in-parenteral-nutrition-therapy-q-and-a, 2024 年 10 月閲覧）.
3) 倉田房子ほか. Pitfall に気をつけたい，微量元素・ビタミン欠乏：ビタミン B₁₂. 102（2）, 2020, 175-9.
4) 鵜木友都. Pitfall に気をつけたい，微量元素・ビタミン欠乏：葉酸. 前掲書 3）. 196-9.

Q22 1日に必要な多量ミネラル量はどのように算出するの？

医療法人社団愛友会上尾中央総合病院診療技術部栄養科管理栄養士　**長澤友季乃**　ながさわ・ゆきの

ズバリお答えします！

多量ミネラルとはナトリウム、カリウム、カルシウム、マグネシウム、リンの5種類です。「日本人の食事摂取基準（2020年版）」[1] より、カルシウム以外は通常の食生活からの摂取のみで欠乏しないと考えられています。ナトリウム、カリウムは疾病予防のための目標量が設定され、カルシウム、マグネシウム、リンは欠乏回避のための必要量、目安量が設定されています。また、疾患によっては、特別に必要量の算出が必要となる場合があります。

ナトリウム補正

低ナトリウム血症（血清ナトリウム濃度136mEq/L未満）は血漿浸透圧、細胞外液量、尿中ナトリウム濃度なども評価する必要があり、その原因疾患に応じて治療方法が異なります（**表1**）[2]。細胞外液量減少を伴う低張性低ナトリウム血症の際はナトリウム補充が必要です。現在、筆者が脳神経外科病棟を担当していてよくみかける抗利尿ホルモン不適合分泌症候群（SIADH）は細胞外液量が正常な低張性低ナトリウム血症です。SIADHのおもな原因を**表2**[3] に示します。SIADHの治療方法としては、水分制限（15〜20mL/kg/日）とともに食塩摂取（9g/分3/日）、重篤な際はさらに3％生理食塩液の点滴投与などとされています[3]。

補正の際に注意すべきポイントは、過度なナトリウム補正による浸透圧脱髄症候群の発症です。生理食塩液の補正速度は、血清ナトリウム濃度の上昇を10mEq/L/日未満に抑えることが安全とされています。補正速度もあわせて確認しましょう[3]。

カリウム補正

低カリウム血症（血清カリウム濃度3.5mEq/L未満）は、摂取不足、細胞内シフト（インスリン、代謝性アルカローシス）、尿中排泄量の増加（内分泌疾患、利尿薬）の3つの機序に

表1 低ナトリウム血症の病態生理と治療（文献2を参考に作成）

●低ナトリウム血症（血清ナトリウム濃度136mEq/L未満）
　①血漿浸透圧280mOsm/L以上
　　・高浸透圧性低ナトリウム血症：高血糖、マンニトール
　　・偽性低ナトリウム血症：高トリグリセリド血症、パラプロテイン血症
　②血漿浸透圧280mOsm/L未満：**低張性低ナトリウム血症**
●低張性低ナトリウム血症
　①細胞外液量増加（水・ナトリウムともに増加）：浮腫、胸腹水
　　心不全、肝不全、腎不全、ネフローゼ症候群など→水およびナトリウム制限、利尿薬
　②細胞外液量正常（水増加、ナトリウム正常）
　　SIADH、甲状腺機能低下症、副腎機能低下症、鉱質コルチコイド反応性低ナトリウム血症など→水制限
　③細胞外液量減少（水・ナトリウムともに減少）：脱水、頻脈
　　・尿中ナトリウム濃度20mEq/L未満：嘔吐、下痢、熱傷など→ナトリウム補充
　　・尿中ナトリウム濃度20mEq/L以上：利尿薬、塩類喪失、副腎不全など→ナトリウム補充

表2 抗利尿ホルモン不適合分泌症候群（SIADH）のおもな原因（文献3を参考に作成）

● 中枢神経系疾患：髄膜炎、脳炎、頭部外傷、くも膜下出血、脳梗塞、脳出血、脳腫瘍ほか
● 肺疾患：肺腫瘍、肺炎、気管支喘息、陽圧呼吸ほか
● 異所性バソプレシン産生腫瘍：肺小細胞がん、膵がんほか
● 薬剤：抗がん薬（ビンクリスチン：オンコビン®）、抗てんかん薬（カルバマゼピン）、抗うつ薬（アミトリプチン塩酸塩、イミプラミン塩酸塩、選択的セロトニン再取り込み阻害薬）、フィブラート系脂質低下薬など

よって発症します[2]。

　基本的には経口からの補正が原則ですが、重篤な場合は塩化カリウム（KCl）の点滴補正を行います。カリウムの投与量は100mEq/L/日までとされており、末梢静脈からの補正濃度は静脈炎を考慮して20～40mEq/L、補正速度は40mEq/時が望ましいとされています[2]。それ以上の濃度、速度の場合は中心静脈からの投与となります。適切なモニタリングを行い、医師、薬剤師などと相談しながら補正を行いましょう。血清カリウム値、摂取と排泄量だけでなく、細胞内外の分布なども確認しましょう。

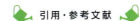
引用・参考文献

1) 厚生労働省.「日本人の食事摂取基準（2020年版）」策定検討会報告書.（https://www.mhlw.go.jp/stf/newpage_08517.html，2024年10月閲覧）.
2) 二村昭彦ほか."体液電解質異常と輸液". JSPENテキストブック. 日本臨床栄養代謝学会編. 東京, 南江堂, 2021, 108-11.
3) 日本内分泌学会. 間脳下垂体機能障害と先天性腎性尿崩症および関連疾患の診療ガイドライン2023年版. 日本内分泌学会雑誌. 99（S.July），2023，1-171.

Q23 1日に必要な微量ミネラル量はどのように算出するの？

医療法人社団愛友会上尾中央総合病院診療技術部栄養科主任 **新井智香子** あらい・ちかこ

ズバリお答えします！

生体内含有量が鉄より少ないものを微量ミネラル（微量元素）とよび、鉄、亜鉛、銅、マンガン、ヨウ素、セレン、クロム、モリブデンなどがあります。経口・経腸栄養投与時には「日本人の食事摂取基準（2020年版）」[1]をもとに各病態を考慮して算出します。中心静脈栄養（TPN）の場合は、経口栄養、経腸栄養と必要量が異なります。また、経腸栄養や静脈栄養は製品ごとに微量ミネラルの含有量に偏りがあるため、欠乏症や過剰症のリスクを念頭において選択、モニタリングをしましょう。

各微量ミネラルの吸収部位・生理作用・欠乏症

各微量ミネラルのおもな吸収部位と生理作用、欠乏症について**表1**[2]に示します。微量ミネラルの多くは胃〜小腸で吸収されるため、胃切除術後や短腸症候群の場合には吸収能が低下する可能性があることを押さえておきましょう。

経口摂取時の管理

鉄は妊娠、出産、授乳、月経時に需要が増大することから、「日本人の食事摂取基準（2020年版）」[1]では付加量が示されています。また、褥瘡、熱傷などの場合は、創部の再上皮化、肉芽形成のため亜鉛の必要量が増大します。どちらも基本的には食事から補いますが、食事で補いきれない場合や食事が十分に食べられない患者には栄養補助食品を活用します。当院ではブイ・クレス®CP10（鉄5.0mg、亜鉛12.0mg）やアイソカル®ゼリーミネラルプラス（鉄7.0mg、亜鉛7.0mg）、プロッカZn（亜鉛5.0mg）などの栄養補助食品を取り入れ、微量ミネラルの充足を行っています。

薬剤の場合、酢酸亜鉛錠（亜鉛として成人で50〜100mg/日投与）が処方される場合もあります。酢酸亜鉛錠は低亜鉛血症治療薬ですが、亜鉛と銅は吸収が競合するためにウィルソ

表1 微量ミネラルの吸収部位・生理作用・欠乏症（文献2を参考に作成）

	吸収部位	生理作用	欠乏症
鉄	十二指腸 上部空腸	酸素運搬	鉄欠乏性貧血
亜鉛	胃 回腸	たんぱく代謝 創傷治癒 抗酸化作用	皮疹 口内炎・舌炎 脱毛 爪変化 味覚障害
銅	十二指腸 胃 空腸 回腸	造血機能 骨代謝	貧血 白血球・好中球減少 毛髪色素脱失
マンガン	十二指腸 上部空腸	骨代謝 糖代謝 脂質代謝	発育障害 凝固能低下 皮膚炎
ヨウ素	胃 小腸	甲状腺ホルモン合成	甲状腺腫 クレチン症（精神発達遅滞・成長不全）
セレン	小腸	抗酸化作用	筋肉痛 心筋症
クロム	小腸	糖代謝 コレステロール代謝	耐糖能異常 末梢神経障害 代謝性意識障害
モリブデン	胃 小腸	尿酸代謝 アミノ酸代謝	頻脈 多呼吸 頭痛 嘔気・嘔吐
コバルト	胃 小腸	造血能	ビタミンB_{12}欠乏 貧血

ン病治療薬でもあります。亜鉛製剤投与の際には、銅もあわせてモニタリングしましょう。

静脈栄養施行時の管理

　中心静脈栄養（TPN）のみで栄養管理をする場合、不足している微量ミネラルや、セレンなどのそもそも含有されていない微量ミネラルの欠乏症に注意して、栄養管理を行います。銅およびマンガンは胆汁より排泄されるため、胆管閉塞を伴う病態では過剰投与に注意し、消化管瘻のある患者ではとくに亜鉛欠乏に留意する必要があります[3]。

　また、長期静脈栄養施行症例、とくに短腸症候群患者において鉄過剰が問題となり、主要なガイドラインで推奨量が示されています（表2）[4]。エルネオパ®NFは「ESPEN 2009」に配慮した組成に変更されています[4]。当院の場合はTPNセット処方を作成しており、ネオパ

表2 非経口投与時の成人の微量元素必要量（文献4を参考に作成）

微量元素	ASPEN 2012	ESPEN 2009	メドレニック®	ネオパレン®	エルネオパ®NF	ワンパル
鉄（mg）	1.0〜5.0	1.0〜1.2	1.95	−	1.1	0.96
亜鉛（mg）	2.5〜5	2.5〜5	3.92	3.92	3.92	6.53
銅（mg）	0.3〜0.5	0.3〜0.5	0.32	−	0.33	0.33
マンガン（mg）	0.06〜0.1	0.2〜0.3	0.055	−	0.06	0.06
ヨウ素（μg）	−	100	130	−	127	127
セレン（μg）	−	20〜60	−	−	−	−
クロム（μg）	−	10〜15	−	−	−	−
モリブデン（μg）	−	20	−	−	−	−

＊低セレン血症には亜セレン酸ナトリウム注射液100μgを使用
＊長期静脈栄養患者、短腸症候群患者において鉄過剰の報告

レン®は亜鉛のみ含有しているため、メドレニック®を追加投与した設計にして、過不足のないようにしています。

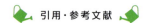

引用・参考文献

1) 厚生労働省.「日本人の食事摂取基準（2020年版）」策定検討会報告書.（https://www.mhlw.go.jp/stf/newpage_08517.html, 2024年10月閲覧）.
2) 増本幸二. "微量元素". JSPENテキストブック. 日本臨床栄養代謝学会編. 東京, 南江堂, 2021, 76-81.
3) 日本静脈経腸栄養学会編. 静脈経腸栄養ガイドライン. 第3版. 東京, 照林社, 2013, 488p.
4) 鷲澤尚宏. "病状が比較的安定しているとき". 前掲書2). 208-13.

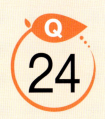

1日に必要な食物繊維量はどのように算出するの？

医療法人社団愛友会上尾中央総合病院診療技術部栄養科係長　**寺田師**　てらだ・つかさ

ズバリお答えします！

「日本人の食事摂取基準（2020年版）」[1]で各年齢、性別に応じた食物繊維摂取量が示されています。成人では男性21g/日以上、女性18g/日以上が推奨されていますが、これは目標量であり、明確な必要量はまだわかっていません。また、食物繊維は、水溶性食物繊維や不溶性食物繊維、発酵性食物繊維や非発酵性食物繊維など、さまざまな種類に分けられます。疾患予防や排便管理などの目的に沿って食物繊維の必要量、その種類について考えましょう。

食物繊維の必要量

　食物繊維摂取量について「日本人の食事摂取基準（2020年版）」[1]では、成人では男性21g/日以上、女性18g/日以上の目標量が示されています。食物繊維摂取量と生活習慣病の発症率や死亡率との負の関連について、多くの疫学研究が報告されていますが、明確な必要量はまだわかっていません。また、現在の日本人の食物摂取量は、研究で得られた結果より、非常に少なくなっています。そのため日本における目標量は、米国、カナダの食事摂取基準の目安量14g/1,000kcal（日本の成人ではおよそ24g/日）と「平成28年国民健康・栄養調査」の成人の食物繊維摂取量の中央値13.7g/日を参考に算出されていることに留意してください。

水溶性食物繊維と不溶性食物繊維の必要量

　食物繊維はご存じのとおり、水溶性食物繊維と不溶性食物繊維に分類できます。これらにもそれぞれ必要量があるのでしょうか？　残念ながら水溶性食物繊維と不溶性食物繊維の必要量も明らかにはなっていません。日本人を対象とした大規模な前向きコホート研究では、水溶性食物繊維と不溶性食物繊維の両方が全死亡率の低下と相関していました[2]。いずれも摂取量が

表 当院採用の経腸栄養剤（食品）の水溶性食物繊維量

商品名	100mL 中の水溶性食物繊維量（g）	おもな種類[2]
ペプタメン®AF	0	
ペプタメン®インテンス	0	
ペプタメン®プレビオ	2.1	イヌリン、グアーガム分解物、（フラクトオリゴ糖）
明治メイバランス®1.0 Z パック	1.0	難消化デキストリン、（フラクトオリゴ糖）
MA-ラクフィア 1.5 アセプバッグ	1.2	グアーガム分解物、難消化デキストリン
アイソカルサポート®1.5 Bag	2.2	グアーガム分解物
明治リーナレン®MP Z パック	1.6	難消化デキストリン
グルセルナ®-REX	0.7	難消化デキストリン、βグルカン、（フラクトオリゴ糖）
明治 MEIN®	1.8	難消化性デキストリン
サンファイバープラス[1]	5.1	グアーガム分解物

※1　1 包あたりの水溶性食物繊維量を記載
※2　フラクトオリゴ糖は食物繊維ではないため（　）で記載

最高位のグループで全死亡率がいちばん低く、水溶性食物繊維の摂取量は男性 4.5g/ 日以上、女性 5.0g/ 日以上、不溶性食物繊維の摂取量は男性 11.4g/ 日以上、女性 12.3g/ 日以上という結果でした。豆類、野菜類、くだもの類からの食物繊維摂取が有意に全死亡率と関連があったようです。必要量を算出する際に参考にしてもよいかもしれません。

臨床における食物繊維の必要量

　前述の食物繊維摂取量は健常者や慢性疾患の患者がおもな対象になるかと思います。急性疾患患者における適切な食物繊維摂取量やその効果については、十分に明らかにはなっていません。食物繊維は腸内細菌によって発酵され、短鎖脂肪酸を産生します。この短鎖脂肪酸が有用な効果を生体にもたらすと考えられています。腸内細菌によって発酵される食物繊維を発酵性食物繊維といい、ほとんどが水溶性食物繊維です。当院で採用している経腸栄養剤と水溶性食物繊維量を表にまとめました。

　ASPEN の 2016 年のガイドラインでは、専門家のコンセンサスで集中治療室（ICU）に入室している経腸栄養中の患者には、発酵性水溶性食物繊維を投与することが提案されています[3]。そして、下痢の兆候がある患者には、発酵性水溶性食物繊維 10 ～ 20g/ 日を分割投与することが提案されている点は押さえておきましょう。

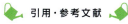

引用・参考文献

1) 厚生労働省.「日本人の食事摂取基準（2020年版）」策定検討会報告書.（https://www.mhlw.go.jp/stf/newpage_08517.html，2024年10月閲覧）.
2) Katagiri, R. et al. Dietary fiber intake and total and cause-specific mortality : the Japan Public Health Center-based prospective study. Am. J. Clin. Nutr. 111（5）, 2020, 1027-35.
3) McClave, SA. et al. Guidelines for the Provision and Assessment of Nutrition Support Therapy in the Adult Critically Ill Patient : Society of Critical Care Medicine (SCCM) and American Society for Parenteral and Enteral Nutrition (A.S.P.E.N.). JPEN. J. Parenter. Enteral Nutr. 40（2）, 2016, 159-211.

Q 25 1日の水分出納はどのように判断するの？

医療法人名古屋澄心会名古屋ハートセンター栄養科管理栄養士　**島田晶子** しまだ・あきこ

ズバリお答えします！

　1日の水分出納を考えるうえで大事なことは、経口摂取を含む体内に取り込んだ水分と排出された水分のIN-OUTバランスがととのっているかどうかをみることです。判断する際には、尿量、体重、皮膚の状態、口渇の有無などを観察します。尿量や体重の減少、皮膚の乾燥やツルゴールの低下、顕著な口渇などがみられる場合には、脱水が疑われます。一方で尿量の減少や体重増加、浮腫や呼吸苦などがみられる場合には、溢水が疑われます。どちらの場合も、体重のモニタリングやフィジカルアセスメントが必要です。

水分出納量の調整

　水分出納量とは、摂取した水分量と排出された水分量のバランスのことをさします。この水分バランスの調整は、身体の恒常性を維持するためには不可欠です。水分は体内のあらゆる生理的プロセスに関与しており、脱水や溢水によって体内の水分出納がくずれると、表[1]のような所見が現れます。

　脱水と溢水を見きわめるには、それぞれの症状と特徴に注目することが大切です。そのためには定期的な体重測定や症状のチェックが有効です。

水分の欠乏：脱水

　脱水とは、体外に排出される水分量に対して体内に取り込まれる水分量が減少し、循環血液量が不足することで浸透圧の恒常性が維持できなくなった状態をいいます。脱水は体内の水分量のうち5〜20％の喪失により起こり、その重症度は喪失量や喪失速度によって規定されます。脱水の原因としては、嘔吐、下痢、発汗過多などによる水分喪失、または水分摂取量不足によるものが多く、これらは高張性脱水、等張性脱水、低張性脱水に分類されます[2]。

表 脱水や溢水でみられる所見（文献1を参考に作成）

	脱水	溢水
尿量	減少	減少
体重	減少	増加
皮膚状態	乾燥、ツルゴール低下	湿潤、むくみ
自覚症状	口渇感、倦怠感	息切れ、呼吸苦
血液生化学所見	BUN/Cre 上昇（> 25） Ht/Hb 上昇（> 3.5） UA 上昇（> 7mg/dL）	Alb、Hb、Ht、Na、K など低下

1）高張性脱水

発汗などによって細胞外液が過剰に喪失している状態です。細胞内の水が細胞外に移動することで循環血液量は保たれますが、細胞内液の減少により口渇を感じ、高ナトリウム血症をひき起こしやすいのが特徴です。そのため、輸液には体内で自由水となって吸収される5%ブドウ糖溶液を使用することが多いですが、血糖値上昇や浸透圧利尿によるさらなる脱水に注意が必要です。

2）等張性脱水

下痢や嘔吐のほか、出血や熱傷などにより水分と電解質が失われている状態です。細胞内外の水の移動がないため、循環血液量自体が低下し、血圧低下や悪心などの症状が現れます。輸液には生理食塩液やリンゲル液など、体液と同等の浸透圧をもつ等張液が使用されます。

3）低張性脱水

下痢や嘔吐のほか、副腎機能の低下によるナトリウム再吸収の低下や抗利尿ホルモンの分泌亢進によって起こります。細胞内に水が移動するため、体液が希釈され水分よりも電解質が喪失している状態になり、低ナトリウム血症を呈します。輸液には細胞外液（等張液）や維持液（低張液）が使用されます。

水分の過剰：溢水による浮腫、胸水、腹水

1）溢水の要因

溢水とは、体液（おもに細胞外液）が過剰に蓄積されることで、体内に水分が貯留した状態をさします。溢水により浮腫が生じ、胸水や腹水が出現することがあります。その原因には毛細血管圧の上昇、血管透過性の亢進、膠質浸透圧の低下があげられます[3]。

■毛細血管圧の上昇

高血圧や心不全などによって毛細血管内の圧力が上昇し、体液が血管から漏れ出します。

■血管透過性の亢進

　炎症やアレルギー反応により血管壁の透過性が増大し、体液が血管外に漏れ出します。

■膠質浸透圧の低下

　アルブミンなどの血液中のたんぱく質が減少することで、血漿の膠質浸透圧が低下して組織間や間質に水分が貯留します。

2）溢水の要因をひき起こす病態

　これらの要因は、腎機能の低下による排泄障害や、体内のナトリウムと水の貯留が関連しています。具体的には以下の病態がおもな原因となります。

■腎機能低下

　腎臓の機能が低下することで、糸球体濾過の低下やナトリウムの再吸収が亢進します。その結果、ナトリウムと水の排泄が不十分となり、体内に水分が蓄積します。

■ネフローゼ症候群

　腎臓でのアルブミンの再吸収ができなくなり、たんぱく尿が排泄されることで低アルブミン血症となります。それが膠質浸透圧の低下をまねき、体液貯留をひき起こします。

■心不全

　心臓のポンプ機能が低下して心拍出量が減少することで、循環血液量が不足します。これによりレニン - アンジオテンシン - アルドステロン（RAA）系の活性や抗利尿ホルモン分泌が亢進し、体液貯留の進展から浮腫や胸水が出現します。

■肝硬変

　肝臓でのアルブミン合成が障害され、低アルブミン血症が生じることで膠質浸透圧の低下や門脈圧の亢進が起こります。それが誘因となって水分が組織間や間質に貯留し、腹水を来します。

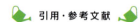

引用・参考文献

1) 幣憲一郎．"栄養投与量の決定法"．病態栄養専門医テキスト：認定専門医をめざすために．改訂第3版．日本病態栄養学会編．東京，南江堂，2021，47-53．
2) 石松伸一．"脱水の病態生理"．Dr. 石松の輸液のなぜ？がスッキリわかる本．第2版（増補）．東京，総合医学社，2021，33-40．
3) 井上正子．体内における水のはたらきと摂取量の基準．食と医療．10，2019，6-14．

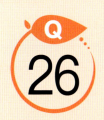

Q26 投与量はすべてが吸収されて活用されているの？

社会医療法人ジャパンメディカルアライアンス海老名総合病院医療技術部栄養科科長
齊藤大蔵 さいとう・だいぞう

ズバリお答えします！

投与された栄養素の消化吸収率はさまざまであり、正確に把握することはできません。また、吸収された栄養素が代謝されるかという視点も必要です。つまり、投与した栄養量がすべて活用されているかどうかは正確にはわかりません。ただし、病態による消化吸収障害や代謝異常などを考慮し、栄養投与後の過不足をモニタリングすることで投与されたものが活用されているかを確認することができます。過不足の所見に応じて栄養管理計画の作成と修正が重要です。

消化・吸収・代謝の基本原理

経腸的に投与された栄養素は消化管で消化・吸収された後、細胞で代謝されてはじめて活用されたといえます。静脈栄養は消化・吸収の過程を経ずに、投与された栄養素は代謝されます。そのため、栄養素の活用を考えるうえでは代謝も考えなくてはなりませんが、本稿ではおもに消化管内に投与された栄養素の消化・吸収について述べます。各栄養の消化・吸収について図に示します。

各栄養素の消化・吸収・代謝

各栄養素の消化吸収率は、食物の要因として調理方法や食べあわせにより変わります。患者の要因としては性別や年齢、病態などが影響します。「日本人の食事摂取基準（2020年版）」[1]でも年齢や性別の違いによって消化吸収率が変わることが示されています。そのため、各栄養素の吸収率が明確になっていないものも多くありますが、一部の栄養素を表1[1]に示します。投与された栄養素がすべて吸収され、利用されているわけではないことがわかります。

目の前の患者の消化吸収率を正確に把握することは困難ですが、患者の病態を把握することで、消化吸収率が低下していること、代謝異常により投与した栄養素が活用されにくい状態で

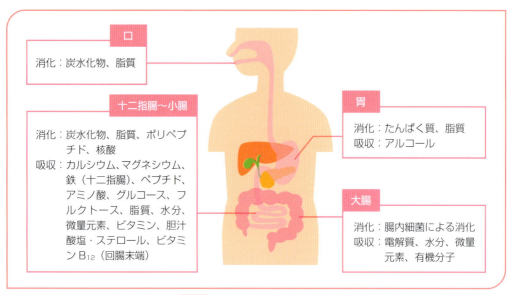

図　各栄養素と消化・吸収部位

表1　栄養素の吸収率（文献1を参考に作成）

栄養素	吸収率
炭水化物	明確な記載なし
たんぱく質	70〜90%
脂質	明確な記載なし
ビタミンA（レチノール）	70〜90%
ビタミンD	明確な記載なし
ビタミンE	明確な記載なし
ビタミンK	明確な記載なし
鉄	ヘム鉄：50%、非ヘム鉄：15%
カルシウム	25〜30%

あることは予想できます。たとえば、図に各栄養素の消化吸収部位について示しましたが、消化管術後の場合、該当の消化器で消化吸収が低下し、投与した栄養素の活用度は低下します。また、糖尿病などは消化・吸収に問題はなくても、吸収された糖の代謝異常が起こっているため、吸収されていても活用されているとはいえません。

消化・吸収・代謝の臨床での活用

　投与量を正確に計算できても栄養サポートを展開するには不十分です。まずは、消化管の手術歴、消化・吸収に影響する疾患、代謝に影響する疾患がないかを確認します。その疾患にあ

表2 ビタミン、微量元素の欠乏症・過剰症（文献1を参考に作成）

		欠乏症	過剰症
脂溶性ビタミン	ビタミンA	夜盲症、感染の抵抗力低下	脳脊髄液圧上昇、頭蓋内圧亢進
	ビタミンD	くる病、骨軟化症	高カルシウム血症
	ビタミンE	不妊症、筋萎縮症	
	ビタミンK	血液凝固遅延、頭蓋内出血	嘔吐、腎障害
水溶性ビタミン	ビタミンB₁	脚気、消化不良	
	ビタミンB₂	口角炎、口唇炎、舌炎	
	ナイアシン	ペラグラ	皮膚発赤作用
	ビタミンB₆	皮膚炎	末梢性感覚性神経痛、シュウ酸結石のリスク
	パントテン酸	皮膚炎	
	ビオチン	皮膚炎、脱毛	
	葉酸	大血球性貧血	
	ビタミンB₁₂	悪性貧血	
	ビタミンC	壊血病	

	欠乏症	過剰症
亜鉛	味覚障害、皮膚炎	亜鉛ヒューム熱、亜鉛中毒
銅	好中球減少、鉄不応性貧血、くる病様骨変化	銅ヒューム熱、銅中毒、肝腎障害、嘔吐
セレン	カシンベック病、虚血性心疾患、免疫能低下	セレノーシス、毛髪・爪・皮膚病変、嘔気・嘔吐
クロム	耐糖能力、呼吸商低下	クロム中毒、皮膚炎、潰瘍
マンガン	骨成長障害、生殖障害、糖脂質代謝障害	パーキンソン症候群
モリブデン	頻脈、頭痛、夜盲症	痛風、モリブデン中毒

わせて消化吸収率を予想しますが、もちろん正確に予想することはできません。そのため、栄養サポートを実施している患者の状態から、必要十分量の栄養素が吸収・活用されているかを評価します。体重や貧血の変化、むくみ、スキンフレイルサインなど評価ポイントになります。また、血糖値や血中尿素窒素（BUN）、脂質代謝などの血液検査もあります。さらに、ビタミンや微量元素の欠乏症・過剰症などが評価ポイントになります（表2）[1]。

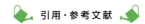

引用・参考文献

1) 厚生労働省.「日本人の食事摂取基準（2020年版）」策定検討会報告書.（https://www.mhlw.go.jp/stf/newpage_08517.html, 2024年10月閲覧）.

MEMO

第 2 章

経口栄養

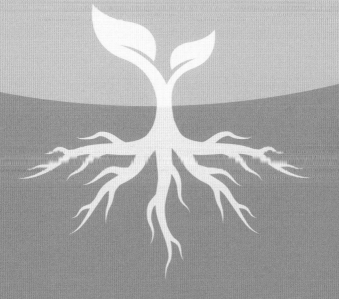

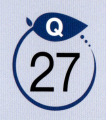

経口摂取はなぜ大切なの？

独立行政法人労働者健康安全機構大阪労災病院栄養管理部管理栄養士 **松本聖美** まつもと・きよみ

ズバリお答えします！

　経口摂取はもっとも生理的な栄養補給方法であり、生命維持や活動に必要なエネルギー、栄養素を補給します。これらは単なる栄養補給のみではなく、脳神経、筋骨格、口腔器官、消化器官を刺激し、全身の機能を維持することにつながります。また、食事のにおい、見映え、食感、味によって満足感を得たり、食卓を囲む環境はコミュニケーションの場になったりと、生活の質（QOL）を高めることにもつながります。しかし、病院では疾患や手術、検査などで絶食も多くなります。不必要な絶食を継続することはエネルギー、栄養素の不足や全身の機能低下を進行させ、QOLの低下をまねく可能性があります。

経口摂取がもたらす生理学的意義

　経口摂取はもっとも生理的であり、最適な栄養補給方法です。食物から生命維持や活動に必要なエネルギー、栄養素を獲得します。また、食物を口腔に取り込み、消化、吸収する過程は全身にさまざまな影響を与えます。その例を**表**に示します。

　しかし、病院では疾患や手術、検査などで絶食になることも多く、経口摂取の機会が減少したり、開始が遅延したりします。1食の絶食が筋力の低下をひき起こすという報告[1]や、高齢の肺炎患者に対する絶食は摂食嚥下機能の低下や在院日数の延長に関連するという報告[2]があります。不必要な絶食を継続することはエネルギー、栄養素の不足や全身の機能を損なう可能性があります。絶食である理由や経口摂取が困難な理由を把握し、その理由が解除されれば、速やかに経口摂取を再開することは重要な栄養介入です。

経口摂取がもたらすQOLの維持向上

　食事は多くの人にとって、楽しみの一つだと思います。「入院中は食事しか楽しみがない」と

表 経口摂取の全身への影響

- 食物を視覚や嗅覚で認識することや咀嚼することで脳へ刺激を与える
- 坐位保持や上肢の運動に必要な筋運動を促す
- 咀嚼、嚥下の頻度が増え、摂食嚥下機能を保つ
- 消化管の蠕動運動が促進する
- さまざまな消化液の分泌を促進し、消化吸収を助ける
- 栄養素の消化吸収により小腸粘膜を保ち、免疫機能を維持する

聞くことも多いのではないでしょうか。食事のにおいや見映え、食感、味によって満足感が得られると、心地よい気分になったり、生きる活力がわいたりします。さらには、食卓を囲む環境は人と人とのコミュニケーションを円滑にする場面にもなります。このように、経口摂取はQOL を高める活動の一つであり、食べることは人間らしく生きることだと考えます。

 引用・参考文献

1) Correa-Arruda, WS. et al. Effects of overnight fasting on handgrip strength in inpatients. Einstein (Sao Paulo). 17 (1), 2019, eAO4418.
2) 武政葉子ほか. 高齢者の市中肺炎症例において絶食が摂食嚥下機能に及ぼす影響. 日本静脈経腸栄養学会雑誌. 32 (1), 2017, 1348-52.

Q28 経口摂取不良の原因は何が考えられるの？

独立行政法人労働者健康安全機構大阪労災病院栄養管理部管理栄養士　**松本聖美** まつもと・きよみ

ズバリお答えします！

　入院患者において、経口摂取不良は疾患の発症や慢性疾患の増悪に伴って生じることが多く、それらは治療による病態の改善により、ある程度改善が期待できます。しかし、病態改善によっても経口摂取不良が遷延する場合があります。患者の全身状態や精神状態、入院前から有していた障害、治療に使用する薬剤による有害事象などが原因になることもあります。食べることができない症状や障害（消化管不耐症状、発熱、疼痛、呼吸苦、倦怠感、口腔機能低下、摂食嚥下障害、味覚異常、活動量低下、姿勢の制限、傾眠など）があるのか、食べることに対する意欲低下（抑うつ、精神的要因、嗜好など）があるのかを多角的に探る必要があります。

経口摂取不良の原因は何か？

　経口摂取不良は摂取栄養量不足をまねき、体重減少や身体機能低下、免疫機能低下などをひき起こす可能性があります。入院患者は疾患によって経口摂取不良に至ることがありますが、病態改善とともに経口摂取量の改善もある程度期待ができます。しかし、経口摂取不良が疾患発症前からある場合や病態改善とともに改善しない場合は、全身状態の確認、口腔機能低下や摂食嚥下障害の有無、活動量の低下や姿勢の制限、薬剤による副作用の有無などの原因詮索を行います。経口摂取不良のおもな原因になり得る症状や障害を図に示します。

経口摂取不良につながる症状や障害

1）消化器症状（嘔気、嘔吐、下痢、腹痛、便秘、腹部膨満感など）

　嘔気、嘔吐、下痢、腹痛は胃潰瘍や腸炎、消化器がんなどの消化器疾患が原因としてあがり、検査による原因特定が可能で、治療により改善が期待できます。既往歴に炎症性腸疾患（IBD）や胃切除術後、食道裂孔ヘルニア、機能性ディスペプシアなどがあれば、食事歴を確認し、適

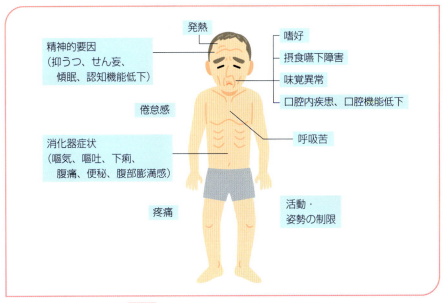

図　経口摂取不良につながる症状や障害

切な栄養食事指導や薬剤（酸分泌抑制薬、消化管蠕動改善薬など）が有用な場合があります。化学療法や放射線療法の治療中や治療後の有害事象にも下痢や嘔気、嘔吐があります。他疾患の精査や対症療法として止痢薬や制吐薬を検討します。経口摂取ができる場合は、症状が緩和するときに少しずつ複数回に分けて食べられるよう食事調整を試みます。薬剤の副作用が原因である場合もあり、被疑薬の変更や減量、中止、副作用への対処ができる薬剤の併用を医師や薬剤師に相談します。便秘が原因である場合は食事や水分摂取量不足の是正、食物繊維や乳酸菌食品など腸内環境をととのえる食品の導入、運動などの指導や薬剤による調整をします。

2）発熱、疼痛

　原因となる疾患の治療が第一ですが、対症法として解熱薬や鎮痛薬によるコントロールを試みます。発熱に関しては体温の推移、痛みに関してはNRS（numerical rating scale）などの評価推移を確認しながら、経口摂取量をモニタリングします。一方、鎮痛薬には胃痛や嘔気などの副作用がでることもあり、注意が必要です。

3）呼吸苦

　心不全の増悪による呼吸苦は治療により改善が期待できるため、病態のモニタリングが重要です。その改善までは食事時間の確保がむずかしいことも多く、少量頻回食や経口的栄養補助食品（ONS）の利用が効果的です。慢性閉塞性肺疾患（COPD）は食事をすることでも呼吸苦がある場合もあり、少量頻回食やONSの併用、エネルギー密度が高い食事をすすめます。

4）倦怠感

発熱や呼吸苦の症状と併存することも多いですが、それ以外の要因には貧血や腎不全による尿毒症、肝疾患などがあがります。適切な治療が開始されても改善が乏しい場合やそれが予想される場合は、少量頻回食やONSの利用をすすめます。

5）口腔内疾患、口腔機能低下、摂食嚥下障害

セルフケアが困難な要介護高齢者や既往歴に摂食嚥下障害をひき起こす疾患がある場合は、とくに確認します。ベッドサイドでの口腔内の確認やミールラウンドによる観察が有用です。口内炎や虫歯、歯周病など口腔衛生不良の場合は看護師や歯科衛生士に共有し、口腔ケアや歯科医による治療介入を相談します。義歯が不適合、咬合歯がないなど歯牙に問題がある場合にも歯科医師との連携が必要です。摂食嚥下障害を疑う場合はスクリーニングを行い、食形態が適正であるかを評価します。

6）味覚異常

化学療法や頭頸部がんの放射線治療による副作用や、摂取栄養量不足から亜鉛不足や電解質異常による影響などが考えられるため、既往歴や生化学検査を確認します。口腔内乾燥が原因である場合もあり、シェーグレン症候群や利尿薬の内服などが原因にあがります。こまめな水分補給、人口唾液、口腔ケア、被疑薬の調整が必要です。

7）活動・姿勢の制限

治療上の安静や姿勢の制限は空腹感が得にくいことや起き上がれないこと自体が食事をむずかしくします。疾患や術後により安静が必要な場合は病態の評価を適宜行い、速やかに安静度を拡大します。姿勢の制限による食べにくさはポジショニングの調整や食形態の調整を試みます。

8）精神的要因（抑うつ、せん妄、傾眠、認知機能低下など）

改善が見込める症状とつきあい続けなければならない症状があり、対応に難渋することも多いと思います。せん妄に対してはルート類の早期抜去や身体拘束解除に向けた検討、排泄や食事、睡眠などの生活リズムをととのえること、脱水への対応、薬剤（睡眠薬や抗精神病薬など）の調整などを行います[1]。抑うつは食べること自体を苦痛に感じている場合もあります。入院環境の調整や薬物療法とともに、患者に寄り添いながら食事対応を試みます。傾眠は原因となる疾患の精査や薬剤、活動、睡眠リズムの確認を行います。認知症がある場合は認知症・せん妄サポートチーム（DDST）や家族との連携も考慮します。

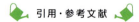
引用・参考文献

1）粟生田友子. 高齢者せん妄のケア. 日本老年医学会雑誌. 51 (5), 2014, 436-44.

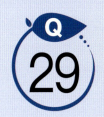

Q29 経口摂取不良患者にはどのように対応すればいいの？

独立行政法人労働者健康安全機構大阪労災病院栄養管理部管理栄養士　**安藤良**　あんどう・りょう

ズバリお答えします！

経口摂取不良患者に対しては、アセスメントをしたうえで原因検索を行います。原因特定に至らない場合でも、原因区分に応じた対応を考え、その優先順位を立てていく必要があります。また、疾患由来の原因であれば、治療により改善の見込みがあるのか、改善まで期間を要するのかなど、時間軸を考慮したアセスメントも必要です。対応を行ってもなお摂取栄養量の確保がむずかしい場合や経口摂取不良の改善まで期間を要することが予想される場合は、経腸栄養法や経静脈栄養法の併用も検討しましょう。

「経口摂取不良」と「食欲不振」は異なる

　経口摂取不良患者に対して盲目的、また感覚的に「とりあえず経口的栄養補助食品（ONS）」と対応してしまうことも見受けられます。しかし、原因を考慮していない対応は、短期的な問題解決ができたとしても根本的な問題解決に至らないことが多いと考えます。適切な栄養管理を行うためには系統立てた介入プロセスが必要となり、問題となる「原因」をとらえたうえで対策を講じる必要があります。一方で、原因特定には至らない場合が散見されるのも事実です。
　また、実臨床の現場において「経口摂取不良」と「食欲不振」をよく混同されているように感じます。目の前の患者に対して適切なアセスメントをしたうえで、原因の区分わけを踏まえた原因検索を行います（図1）。そのなかでは、病態、治療方針の把握、栄養障害の評価も必要となります。本稿では経口摂取不良患者に対する、原因検索－対応のプロセスを述べます。

アセスメントと対応

1）カウンセリング

　患者の話にしっかり耳を傾けることで経口摂取不良の原因が表出することも多く経験します。現在の症状、症状出現前や入院前の生活背景や食事摂取状況の聞きとりを行います。また、

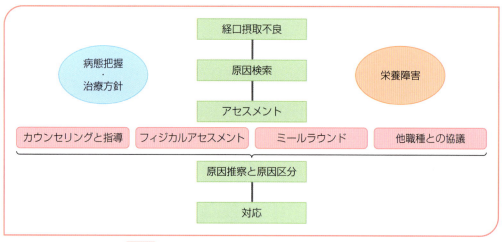

図1 経口摂取不良患者に対するアセスメントの概念図

食習慣だけでなく、食事に対する認識（楽しみの時間、形式的に摂取、空腹を感じたときにのみ摂取など）の確認も必要です。

2）指導

現在の病態に加えて、カウンセリングで得た情報から、医療者側と患者との間に、「栄養療法の必要性」などの認識に乖離がある場合には指導を行います。生活背景に応じて患者本人だけでなく本人の食行動に影響すると考えられる家族なども指導対象として考えます。

3）フィジカルアセスメント

姿勢や表情、呼吸状態、現在の日常生活動作（ADL）、皮膚の状態、頸部や腹部の触診や聴診、口腔内の状況、浮腫の有無やその程度など患者の病態を踏まえて評価します。カルテ上の情報だけでなく、実際に自分の目で確認することで新たな発見があるかもしれません。

4）ミールラウンド

実際の意欲（配膳された食事に対する姿勢）評価に加えて、一連の食事動作、摂食、嚥下の場面の観察を行います。多くの場合、昼食摂取時が実際に観察、評価ができるタイミングです。食事場面ではじめてわかることや、ほかの医療者には表出していないことが発見できることもあります。

5）他職種との連携

経口摂取に対する意欲や機能の評価として他職種の視点からの情報を整理、共有することが大切です。リハビリテーションでの動作や機能の評価、それぞれの職種に対して表出することに細かな差異があることもあります。場合によっては、多職種カンファレンスを行って情報共有や認識の統一を図ることも重要です。

		食べる機能	
		問題なし	問題あり
食べる意欲	問題なし	1）嗜好的要因	2）機能的要因
	問題あり	3）精神的要因	4）複合的要因

図2 経口摂取不良の原因区分

原因区分と対応

　原因特定に至らない場合においても、原因区分をわけて対応することが必要です。アセスメントをもとに、原因推察と原因区分を考えていきます。経口摂取不良の原因区分を図2に示します。各要因の整理、順序立てた問題の解決が必要です。

1）嗜好的要因

　意欲、機能ともに問題がなく、嗜好的な取捨選択をする場合です。経口摂取の必要性の指導、必要に応じて嗜好にあわせた食事調整を行います。

2）機能的要因

　意欲はあるが、経口摂取にかかわる機能の低下や障害がある場合です。問題がある部分への物理的な対応、代償方法が必要となります。具体的には、食事調整（形態、物性）、セッティング方法、姿勢、一口量や摂取ペースの調節などがあげられます。必要に応じて指導も行います。

3）精神的要因

　機能的には問題はないが、経口摂取に対する意欲が低下している場合です。カウンセリング、環境調整、提供内容の調整（見た目や提供方法の工夫、嗜好にあわせる、ONS調整など）を行います。

4）複合的要因

　経口摂取に対する意欲が低下していることに加えて、機能的にも問題があり経口摂取が困難な場合です。ここで重要なのは、「機能に問題がある」ということが「意欲低下」につながっている可能性があるということです。したがって、「機能的要因」の対応により「精神的要因」が改善するということもあります。

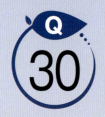

Q30 経口的栄養補助食品（ONS）で対応する患者選択基準はあるの？

独立行政法人労働者健康安全機構大阪労災病院栄養管理部管理栄養士　**安藤良**　あんどう・りょう

ズバリお答えします！

食事のみでは、必要な栄養量を充足することができない栄養障害を有する患者に対して栄養摂取をサポートする目的で経口的栄養補助食品（ONS）を使用します。加えて、病態や治療方針を含めた十分なアセスメントを行ったうえで、今後の栄養障害リスクが高いと判断される患者においてもONSの使用可否を考える必要があります。

経口的栄養補助食品（ONS）とは

ONSとは、oral nutritional supplementsの略であり、不足するエネルギーや栄養素を補うことを目的とした食品や栄養剤のことをさします[1]。ONSはガイドラインで規定される栄養療法の一つであり[2]、漫然と行うことではありません。入院患者は、さまざまな要因により、1日に必要なエネルギーや栄養素を充足することができない場合がよくあります。しかし、そのすべてに対応することはむずかしいため、ONS適応患者を必要性の観点から抽出する必要があります。

本稿では、ONSの使用開始を検討する際の患者選択基準について考えていきます。なお、ONSは経口的に栄養補助を行う行為自体をさす場合もありますが、本稿ではおもに前述の視点で解説します。

ONSの使用開始の検討

ONSの対象を選択する際はまず、経口摂取が可能であることを確認し、次に現在の必要栄養量に対する充足率を評価します。その結果、食事により必要なエネルギー、栄養素が充足できていない場合に、栄養障害の有無について評価します。ガイドラインにおいてもONSを使用する対象者は、食事での摂取栄養量が十分ではない低栄養患者や低栄養リスクのある患者に対して推奨されています[1]。その有効性として、低栄養の改善や日常生活動作（ADL）の低下

予防などがあげられています。したがって、ONS 使用開始の際には、まず病態把握や治療方針とあわせて、栄養障害の評価が必要です。次に実際の対応として、基本的にはまず食事内容の調整を行います（Q29、95 ページ）。食事の提供内容や見た目、味、量などの変更だけでは必要栄養量を満たすことができない場合に、ONS の使用を検討します。しかし、栄養障害が重症であり、早急な対応が求められる場合は、食事調整と ONS の使用を同時に行います。

　一方、一時点での評価として栄養障害がない場合でも、さまざまな要因により経口摂取不良が長期にわたっている患者や集中治療室（ICU）への入室患者、化学療法や放射線療法中の患者など、治療経過予測として、今後栄養障害リスクがあると考えられる患者に対して、ONS の使用が必要となることもあります。この場合、摂取栄養量の不足をどこまで許容できるのかの判断、またその期間について意識することが必要です。

ONS を使用している患者のモニタリングと使用終了の検討

　ONS は漫然と提供しているだけでは意味がありません。ONS の使用を開始した後に、患者がきちんと摂取できているのか定期的なモニタリング、再アセスメントがもっとも重要となります。また、今後どれくらいの期間 ONS が必要となるのか時間軸を意識することも必要です。問題が解決したことで、食事のみで必要栄養量の充足が見込める場合は ONS の使用終了を検討します。また、漫然と同じ ONS を継続することが、逆に摂取意欲の低下につながる場合もあるため、注意が必要です。

引用・参考文献

1) Volkert, D. et al. ESPEN guideline on clinical nutrition and hydration in geriatrics. Clin. Nutr. 38 (1), 2019, 10-47.
2) Cederholm, T. et al. ESPEN guidelines on definitions and terminology of clinical nutrition. Clin. Nutr. 36 (1), 2017, 49-64. doi : 10.1016/j.clnu.2016.09.004. Epub 2016 Sep 14. PMID : 27642056.

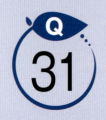

Q31 経口的栄養補助食品（ONS）での栄養剤選択の際のポイントはあるの？

独立行政法人労働者健康安全機構大阪労災病院栄養管理部管理栄養士　**安藤良** あんどう・りょう

ズバリお答えします！

経口的栄養補助食品（ONS）には多種多様な製品があり、私たちが病院でよく目にするものに加え、特定保健用食品、機能性表示食品だけでも約4,000種類あります[1, 2]。数多あるONSのなかから、各施設の患者層やそのニーズにあったONSを選択することが必要です。そのためには、まず味や飲みやすさ、栄養組成、物性など、それぞれのONSの特徴を多角的にとらえることが重要です。そして、患者の病態と経口摂取不良の問題点をアセスメントしてONSを選択することにより、その特徴を最大限に発揮できると考えます。

ONSは経口摂取不良の原因検索を経てから選択する

経口摂取は、患者自身の自発的な栄養補給方法であるため、摂取してもらえなければ意味がありません。したがって、摂取しやすさや、継続可能かどうかを考慮したうえでのONSの選択が最重要となります。安易にONSを選択すると患者の摂取意欲を損ねる可能性があります。そのため、経口摂取不良の原因検索を経て、問題点を代償するONSを選択することが重要です。ONSを選択する際の着眼点となる特徴について述べます。

味や飲みやすさ

ONSの味、風味にはさまざまな種類があります。前提として、かならず管理栄養士自身で味見を行い、五味のなかでどの味がもっとも強く感じるか、また後味など特徴を知っておく必要があります。そして、患者自身の嗜好と現状を確認します。甘味の強いものを好む患者なのか、さっぱりと後味が残りにくいものを好む患者なのかなど、病態に加えて生活背景や嗜好面の聞きとりを行い、ONSとのマッチングを行います。

たとえば、口腔内に粘膜炎などの問題がある場合、酸味が強いものや温度の熱いものを提供

すると刺激痛が増強することがあるため、それらを回避した ONS の選択が必要となります。また、茶碗蒸しやスープなどの塩味のある ONS を選択することで副菜の一つとして提供する方法もあります。同様に提供温度についても、どの温度帯が適しているか検討が必要です。また、ONS を継続して摂取するという側面からは、フレーバーや味のバリエーションの多さも選択のポイントとしてあげられます。

物性・形態

　ONS として使用する栄養剤には、物性と包装形態のそれぞれ特徴があります。物性としては、液体状、ゼリー状、粉末状などがあります。液体状の ONS は、比較的摂取を促しやすいという特徴がある一方で、嚥下機能障害がある患者に対しては使用がむずかしい場合があります。ゼリー状の ONS は、嚥下機能に応じた物性の選択が可能です。包装形態としては、食具を必要とせずに摂取ができる小さなハンディタイプの容器や、食事時間に限らず患者自身のタイミングで摂取できるリキャップ可能な容器などがあります。病態や機能に応じた選択や、機能を代償するよう物性や包装形態を検討します。

栄養組成

　栄養組成の特徴としては、エネルギーや栄養素の密度が高いもの、特定の栄養素を強化、または制限した栄養剤などがあげられます。エネルギーや栄養素が高密度で含有されている栄養剤では、容量が少なく、食事摂取の妨げになりにくいため、おもに摂取量の確保が困難な場合に選択します。一方で栄養密度が高く、含有栄養素が多くなればなるほど味や風味が損なわれやすい傾向があるので、注意が必要です。

　また、三大栄養素のいずれかのエネルギー比率を高めたものや、微量元素やビタミンを高容量含有したものなどがあります。病態に応じて、栄養素の的を絞った強化が必要な際に選択します。逆に特定の栄養素のみを制限したい場合にも同様に組成の確認が必要です。

医薬品としての ONS

　食品の ONS は比較的高価です。毎日の摂取となると経済的負担が大きくなります。したがって、退院後も ONS の継続が必要と考えられる場合、医薬品の ONS 使用を検討することも必要となります。しかし食品の ONS は多種多様であるのに対し、医薬品としての ONS は種類が限られており、必須微量元素や食物繊維が含まれていない場合があるため、注意が必要です。患者や家族をはじめ、医師、看護師、薬剤師などの他職種と協議をして、食品、医薬品それぞれのメリット・デメリットを勘案したうえで、使用を検討します。

患者に摂取の必要性を理解してもらうことが大切

　くり返しになりますが、ONSは摂取してもらわなければ意味がありません。実際のONSの選択、使用に際しては、栄養療法として、栄養カウンセリングおよび栄養食事指導を実施し、摂取の必要性について患者からコンセンサスを得ることも重要です。

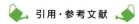

1) 消費者庁．"特定保健用食品許可（承認）品目一覧"．特定保健用食品について．（https://www.caa.go.jp/policies/policy/food_labeling/foods_for_specified_health_uses/，2024年10月閲覧）．
2) 消費者庁．機能性表示食品の届出情報検索．（https://www.caa.go.jp/policies/policy/food_labeling/foods_with_function_claims/search，2024年10月閲覧）．

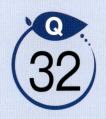

MEDPass、Sip feedingってなに？

独立行政法人労働者健康安全機構大阪労災病院栄養管理部管理栄養士　**竹内裕貴** たけうち・ひろき

ズバリお答えします！

「MEDPass」（medication pass nutrition supplement program）は、薬剤を水の代わりに経口的栄養補助食品（ONS）で内服することをさします。「Sip feeding」は、ONSを少しずつ、ちびちびと飲むことと訳され、おおむね1日のうちに回数を重ねて摂取することを意味します。どちらもONSの摂取方法であり、通常のONSを摂取する方法と比べて、コンプライアンスの向上や摂取栄養量の増加、そして栄養状態の改善効果が期待できます[1、2]。

MEDPass、Sip feedingの対象は？

これらの摂取方法の対象として、基本的にはONSを提供している患者（Q31、100ページ）のうち、ONSの飲用コンプライアンスが不良と考えられる患者に使用が検討されます。先行文献では、入院患者におけるONSの飲用コンプライアンスは約67%と報告されており[3]、みなさんが勤務される病院や施設においても、提供したONSを十分に摂取しない患者が一定数いると思います。ONSの摂取頻度を複数回に分け、さらにONSの栄養密度が高いものを選択すれば、1回あたりの飲用に対する負担感を軽減することができます（図）。

MEDPassとは

MEDPassの具体的な摂取方法としては、内服時に飲水の代わりにONSを1回あたり50～120mL摂取することとされています[1]。たとえば内服回数が1日3回の場合、1日あたり150～350mL程度のONSの飲用が見込めます。高齢者は複数の薬剤を処方されていることが多く、内服に伴う飲水で満腹感が助長され、結果として食事摂取が妨げられることがあります。実際に患者から「薬を飲まないといけないから、食事は満腹になるまで食べないようにしています」という声を時おり耳にします。また、心不全や透析治療などで水分制限を必要

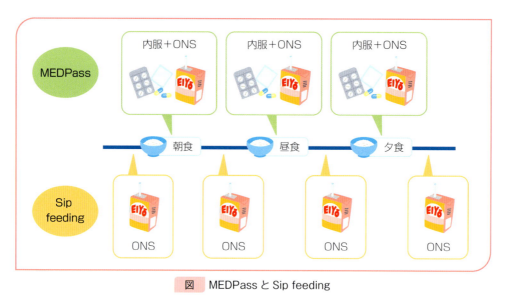

図 MEDPass と Sip feeding

とする患者にとっても、内服時の水分を栄養補給に置き換えられるのは有用と考えます。

Sip feeding とは

　入院患者は、急性疾患による倦怠感や発熱、疼痛、活動性の低下などにより、1日のなかでも体調のよい時間帯があれば悪い時間帯もあります。入院中の食事は提供時間が定められており、提供タイミングによっては摂取がすすまないことが予想されます。その点、ONS を Sip feeding として提供すれば、患者自身のよいタイミングで摂取することができます。そのため、この方法で ONS を提供する際は、あまり具体的な時間の指定はせず「1日かけて飲んでください」と伝えるようにしています。

　当院では、エネルギー密度の高い 400kcal/100g の ONS を提供する際に、Sip feeding を提案することが多いです。1回に2口程度（30 〜 40g）を、1日3回に分けて摂取すれば、全量を無理なく摂取できます。管理栄養士が具体的な摂取方法をアドバイスすることで、ONS 摂取のハードルが下がり、飲用コンプライアンスが向上します。Sip feeding の説明は患者だけではなく、看護師などの病棟スタッフと共有しておくことが重要です。また、姿勢保持や耐久性が低下している場合など、自発的な摂取がむずかしい場合は、看護師やリハビリテーションスタッフなどと連携して、摂取をサポートしてもらうことも必要です。

注意点

　これらの方法を導入する際には、いくつかの注意点を押さえる必要があります。まず、複数回摂取を行うという点から、リキャップ可能な ONS を使用するのが望ましいです。次に、

MEDPassでは薬剤をONSで内服するため、薬剤師を含めた他職種と情報を共有し、薬剤との飲みあわせが悪くないかを確認しておくことが重要です。また、Sip feedingでは食事以外の時間に複数回摂取するため、血糖コントロールが不良な患者の場合は、医師や看護師と十分に協議をし、血糖管理方法についても検討する必要があります。

　最後に衛生面には十分配慮が必要です。ONSは栄養密度が高いため、細菌が繁殖しやすい可能性があります。1つのONSを複数回に分けて摂取するため、摂取後は冷蔵保存し、当日中に破棄するようにしましょう。

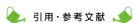

引用・参考文献

1）Krebs, F. et al. Distribution of oral nutritional supplements with medication : Is there a benefit? A systematic review. Nutrition. 96, 2022, 111569. PMID : 35074646.
2）Weinrebe, W. et al. Low-Dose Sip Feeding in Individuals with Malnutrition-Effects on the Nutritional Parameters. J. Am. Geriatr. Soc. 63（10）, 2015, 2207-8. PMID : 26480993.
3）Hubbard, GP. et al. A systematic review of compliance to oral nutritional supplements. Clin. Nutr. 31（3）, 2012, 293-312. PMID : 22257636.

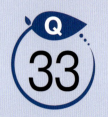

Q33 Food fortificationってなに？

独立行政法人労働者健康安全機構大阪労災病院栄養管理部管理栄養士　**竹内裕貴**　たけうち・ひろき

ズバリお答えします！

　「Food fortification(フード フォーティフィケーション)」とは、一般的な食品（油脂、乳製品、卵など）や特定の栄養素強化剤（デキストリン、たんぱく質粉末、MCTオイルなど）を使用して、食品や飲料の栄養密度を強化することをいいます[1]。低栄養や食欲不振のある患者は、必要栄養量に相当する食事量を摂取できないことがよくあります。エネルギーや特定の栄養素の密度を高めることで、通常の食事を同量摂取する場合と比べ、摂取栄養量を増やすことができます[2]。

Food fortificationとは

　日本語で直訳すると「食品強化」という意味になります。日常的に摂取する食事や飲料に対して、エネルギー密度や栄養価の高い一般食品や栄養素強化剤を意図的に組み込むことにより、摂取栄養量を増加させることができます（図）。

　対象として、さまざまな理由で経口摂取に制限のかかる患者が適しています。とくに、すでに低栄養状態である患者は、通常の食事提供だけでは必要栄養量を十分に満たせないことをよく経験します。

　経口から摂取栄養量を増やす方法として、経口的栄養補助食品（ONS）の追加が考えられますが、**Q32（103ページ）**で述べたように、一定の割合で飲用コンプライアンスが低い患者もいます。一方で、Food fortificationは通常の食事献立を活用するため、飽きにくく、長期間継続して十分な栄養補給を行うことができると考えられます。

　また、入院中だけではなく退院後の栄養管理としても、管理栄養士がFood fortificationを取り入れた具体的な献立提示と調理方法について栄養食事指導をすることで、入院期間だけではなく退院後も摂取栄養量を高めることができます。経済的コストの面からもONSと比較して安価なため、自炊能力のある患者や家族などのサポートが得られる場合には、とくに推奨で

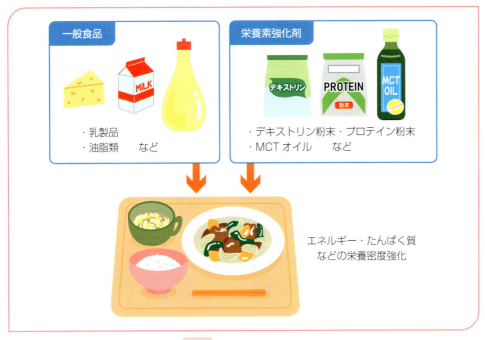

図　Food Fortification

きます。

栄養価の高い食品、栄養素強化剤の種類と使用方法

　まず、栄養価の高い一般食品としては、牛乳、ヨーグルト、チーズ、クリームなどの乳製品、バター、マーガリン、食用油、マヨネーズ、アボカドなどの油脂類、アーモンドなどの種実類、卵黄などがあります。これらの一般食品は、スーパーマーケットなどで手軽に入手でき、導入もしやすいという利点があります。

　次に市販の栄養素強化剤を献立に加える方法があります。栄養素強化剤としては、デキストリン粉末、たんぱく質粉末、MCTオイルやパウダー、三大栄養素を組み合わせたものなどがあります。日常的な食事に添加するため、広範囲の献立に組み込むことができます。それぞれの商品によって特徴があるため、一度試作をしてみるか、もしくは企業のウェブサイトに掲載されているレシピを参考にするのもよいでしょう。

注意点

　Food fortificationは、エネルギーやたんぱく質などの栄養密度を高めるという特性上、食事中の水分量の割合は低下します。そのため、水分不足が予想される場合は、飲水を促すことが必要です。また、栄養素強化剤は食品との組み合わせによっては、風味や見た目が損なわれ

ることもあり、かえって摂食量の低下を来す可能性があります。対策の一つとして、当院では主菜に加えることが多いです。もともとの味つけがしっかりとしていれば、本来の味や香りは損なわれにくいです。そして、市販の栄養素強化剤を導入する際には「商品の使用上の注意」をかならず確認してください。たとえば、MCTオイルは揚げたり炒めたりすると、煙が出たりするため注意が必要です。

Food fortificationを活用した低栄養対策レシピは、過去の『ニュートリションケア』に掲載されています[3, 4]。ほかにもONSを活用したレシピもあるため[5]、興味のある方や取り組みを検討されている方は、うまく活用してみましょう。

引用・参考文献

1) Volkert, D. et al. ESPEN practical guideline : Clinical nutrition and hydration in geriatrics. Clin. Nutr. 41 (4), 2022, 958-89.
2) Geny, A. et al. Impact of food-based fortification on nutritional outcomes and acceptability in older adults : systematic literature review. Front. Nutr. 10, 2023, 1232502.
3) 早坂朋恵ほか. 読者のみなさんから集めた低栄養患者向けのとっておきレシピを大公開！part3. ニュートリションケア. 17 (1), 2024, 54-69.
4) 早坂朋恵ほか. 読者のみなさんから集めた低栄養患者向けのとっておきレシピを大公開！part3. ニュートリションケア. 17 (2), 2024, 172-87.
5) 早坂朋恵ほか. 特集 低栄養を食事でどう改善する？ 経口摂取量を増やす工夫と栄養補助食品の活用：Webでダウンロードできる！ 患者・家族が自宅でつくれる栄養補助食品の活用レシピ. ニュートリションケア. 13 (8), 2020, 744-62.

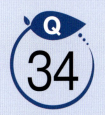

Q34 ハーフ食にはどのような効果があるの？ ハーフ食でも食べきれない場合はどう対応するの？

独立行政法人労働者健康安全機構大阪労災病院栄養管理部管理栄養士　**竹内裕貴** たけうち・ひろき

ズバリお答えします！

　通常の食事量では、見た目の負担感や消化器症状を伴う場合に、1回の食事量を半分量にすることで、これらの問題を軽減できる可能性があります。ハーフ食では、主食と副食を半分量にするため、水分補給量の減少をはじめ、三大栄養素や微量栄養素の不足に注意が必要です。低栄養の改善を急ぐ場合や、しばらく食事摂取量の改善が見込めない場合には、摂取栄養量を増やすため経口的栄養補助食品（ONS）や food fortification（フード　フォーティフィケーション）の活用を行います。さらに経口摂取以外の栄養補給経路として、経腸栄養や静脈栄養の検討も必要です。

ハーフ食の開始方法

　ハーフ食とは、主食や副食を半分量（ハーフ）にした食事をさします。対象となるのは、必要栄養量を満たすための食事量を1度に摂取できない患者です。入院中に食事摂取不良となるもっとも多い理由は「空腹感がないこと」とされています[1]。空腹感が消失する理由はさまざまで、疾患や治療に伴う倦怠感や疼痛などの症状や薬剤の副作用、加齢に伴う意欲低下、心理的問題、病院環境などがあげられます。とくに入院中の患者は「動いていないからお腹が空かない」といった、いわゆるフレイルサイクルに陥っている可能性も考えられます[2]。

　このような状況下で、患者の許容量を超えた食事を提供すると、食事摂取以前に意欲が損なわれてしまいます。経口摂取は自発的な栄養補給方法であり、患者自身の食べる意欲を高めることは非常に重要です。食事量をハーフ食にすることで、見た目の負担感が軽減され、実際に「完食できた」という達成感や成功体験をもつことは、経口摂取量を増加させるきっかけとなります。

　ハーフ食の対応をする際は、栄養カウンセリングとあわせて行うことが重要です。カウンセリングの内容としては、入院前の食習慣の聞きとりに加え、ハーフ食の対応に伴い提供水分量

や栄養量が低下することを説明します。とくに、必要な水分量や栄養量を補う対策は非常に重要であり、具体的な例としては、飲水の促進、補食やONSの導入、food fortificationの実施などがあります。また、補食やONSの追加によって品数が増え、逆に負担感が強まる場合は、頻回食として補食やONSを食間に摂取してもらうことも検討します。

そして、ハーフ食を開始した後はかならずミールラウンドを行い、実際の食事場面を観察して、なぜ十分な食事量が摂取できないのかを詳細に評価しましょう[3]。

ハーフ食の終了方法

食事摂取不良の原因が解消され、食事摂取量が改善した場合、ハーフ食の終了を検討します。食事量をハーフ食からふたたび全量に戻そうとすると、過去に「通常の食事量を食べられなかった」という記憶から、患者が抵抗を示すことがあります。この場合においても、ハーフ食を開始するときと同様、栄養カウンセリングを行うことが重要となります。患者に退院後の日常生活を想定してもらい、ハーフ食の対応を解除した本来の食事量が「必要栄養量を満たすための食事量である」ことを再度認識してもらうことが必要です。管理栄養士が必要栄養量に相当する食事量を具体的な献立として提示することで、ハーフ食から通常の食事量への移行がスムーズにすすむと考えられます。

実際の対応方法としては、食事量を全量の70〜80％に調整したり、主食は半分量のまま副食のみを全量提供にするなど、段階的な対応を行うことで抵抗感を軽減できます。

ハーフ食を食べきれない、必要栄養量の充足がむずかしい場合

ハーフ食の対応を行っても、食べきることがむずかしい患者は一定数存在します。すでに低栄養状態にあり、栄養負債を許容できない場合や、短期的に食事摂取不良の改善が見込めない場合には対策が必要です。また、食欲増進を目的として内服薬の相談や活動性を高めて空腹感を促す取り組みなど、医師、看護師、薬剤師、リハビリテーションスタッフなどの他職種と相談することも重要です。そして、これらの対策やONSやfood fortificationの活用だけでは十分な栄養補給が得られない場合には、経腸栄養や静脈栄養の併用も検討しなければなりません。

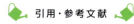
引用・参考文献

1) Kontogianni, MD. et al. Exploring factors influencing dietary intake during hospitalization : Results from analyzing nutritionDay's database (2006-2013). Clin. Nutr. ESPEN. 38, 2020, 263-70.
2) Fried, LP. et al. Frailty in older adults : evidence for a phenotype. J. Gerontol. A Biol. Sci. Med. Sci. 56 (3), 2001, M146-56.
3) 竹内裕貴. 管理栄養士はミールラウンドでどこをみるか. ニュートリションケア. 17 (5), 2024, 454-7.

第 3 章

経腸（経管）栄養

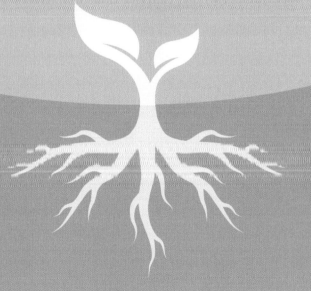

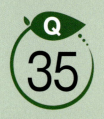

Q35 経腸栄養法の適応とは？

地方独立行政法人りんくう総合医療センター検査・栄養部門部門長代理　**遠藤隆之**　えんどう・たかゆき

ズバリお答えします！

　食欲不振、嚥下障害などで経口的な栄養摂取が困難な場合、経口摂取のみでは必要栄養量を充足できない場合で、消化管の使用条件が満たせている場合は経腸栄養の適応です。栄養管理の大原則は「If the gut works use it（腸が機能している場合は腸を使う）」です。

経腸栄養のメリット

　経口的な栄養摂取が困難な患者への対応として、経腸栄養は静脈栄養に比べて経口摂取に生理的に近く、また、腸管経由で栄養投与することで腸管の密着結合（tight junction／タイト ジャンクション）が保たれ、bacterial translocation（バクテリアル トランスロケーション）（腸管粘膜を介して生きた腸内細菌が腸管内から粘膜固有層、さらには腸管リンパ節やほかの臓器に移行する現象）を防ぎます[1]。また、腸管を使用すること

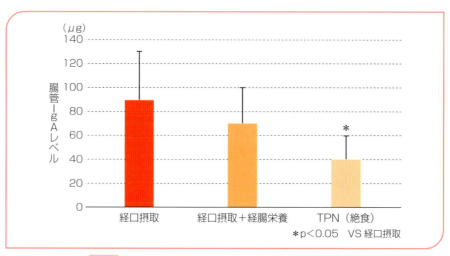

図　栄養ルートとIgAレベルの比較（文献2を参考に作成）

表　栄養ルートと腸管サイトカインレベルの比較（文献2を参考に作成）

栄養ルート	IL-4	IL-5	IL-6	IL-10	INFγ
経口摂取	147.7 ± 14.9	88.6 ± 23.9	226.2 ± 25.0	3,774 ± 434	4,512 ± 449
経口摂取＋経腸栄養	153.6 ± 20.8	86.8 ± 22.6	200.7 ± 24.6	3,230 ± 302	4,306 ± 380
TPN（絶食）	60.1 ± 8.2*	82.9 ± 28.8	217.2 ± 23.4	2,208 ± 286*	4,368 ± 485

IL-4・IL-10：抗炎症性サイトカイン
IL-5・IL-6・INFγ：炎症性サイトカイン
＊ $p < 0.05$　経口摂取 or 経口摂取・経腸栄養、mean ± SEM

で腸管関連リンパ組織（GALT）を構成する分泌型免疫グロブリンA（IgA）レベルは維持され（図）[2]、抗炎症性サイトカインであるIL-4、IL-10が誘導されます（表）[2]。このように経腸栄養を行うメリットは大きく、栄養管理は「If the gut works use it（腸が機能している場合は腸を使う）」が大原則です。

経腸栄養の適応

経腸栄養は、難治性嘔吐・腸閉塞、重篤な下痢、腸管壊死/短腸症候群、消化管皮膚瘻（高度の場合）、消化管出血（潰瘍、虚血性腸炎など）、炎症性腸疾患（急性期）、大動脈手術後（腸管への血流障害が危惧される場合）、大量の昇圧薬を必要とするショックなど経腸栄養が困難な疾患・病態でなく、消化管が安全に使用できる場合は適応となります[3]。このような症例に対して静脈栄養管理が行われている場合でも、つねに経腸栄養の開始を考慮し、できるだけ速やかに静脈栄養から経腸栄養に移行することを検討してください。

引用・参考文献

1) Yang, H. et al. Interferon-gamma expression by intraepithelial lymphocytes results in a loss of epithelial barrier function in a mouse model of total parenteral nutrition. Ann. Surg. 236（2）, 2002, 226-34.
2) Wu, Y. et al. Route and type of nutrition influence IgA-mediating intestinal cytokines. Ann. Surg. 229（5）, 1999, 662-7.
3) 巽博臣ほか．経腸栄養開始時の条件：循環の安定性の評価，腸管機能評価，合併症対策．日本静脈経腸栄養学会雑誌．30（2），2015，659-63.

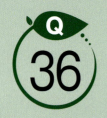

Q36 経腸栄養法の開始基準は？

地方独立行政法人りんくう総合医療センター検査・栄養部門部門長代理 **遠藤隆之** えんどう・たかゆき

ズバリお答えします！

腸蠕動音や排便・排ガスのサインが確認できなくても、循環動態が安定していれば栄養剤、投与方法（投与速度）を慎重に工夫することで経腸栄養は開始できます。絶食で腸管を使用しない期間が長期化するほど、腸管浮腫、腸管麻痺は遷延するため、経腸栄養開始の遅れは嘔吐、下痢などの合併症につながります。循環動態が安定していれば、早期の経腸栄養開始を検討してください。

循環動態

　循環動態不全（収縮期血圧が90mmHg未満、あるいは平均動脈圧65mmHg未満）にある患者に対しては、経腸栄養よりも十分な細胞外液輸液の補充と昇圧薬による血圧の維持が最優先されます。しかし、昇圧薬を投与している症例でも、末梢循環の改善（末梢温度の改善）、利尿が得られる（透析療法を除く）など循環動態の改善を認め、カテコールアミン製剤投与が徐々に減量できている場合、あるいは、少量投与で血圧が安定している場合は、栄養剤、投与方法（投与速度）を慎重に工夫することで経腸栄養を開始できます。

　なお、カテコールアミン製剤投与量について早期経腸栄養の予後効果を検討した論文では、0.3μg/kg/分を超える量を使用している患者では生命予後を認めなかったが、低用量（＜0.1μg/kg/分）、または中等度（＜0.1〜0.3μg/kg/分）のノルアドレナリンを使用している患者では生命予後が改善したという報告[1]があります。末梢温度、利尿、血圧のバイタルサインも鑑みて経腸栄養開始を検討してください。機械的補助循環が行われている場合でも、循環動態が安定していれば経腸栄養開始による有害事象の増加は認めなかったとの報告[2]があり、機械的補助循環が行われていることが経腸栄養の中止の判断にはならないと考えられます。

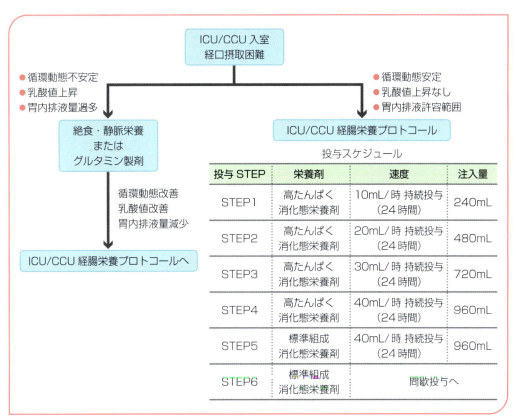

図　りんくう総合医療センターICU/CCUの早期経腸栄養の概要

腸管虚血

　腸管虚血、壊死は、細胞灌流低下時に起こる病態であり、その病態リスクを非侵襲的に評価できる指標に乳酸（ラクテート）があります。乳酸は、細胞への酸素供給が需要より少ない場合に起こるエネルギー代謝（嫌気性代謝）にて産生され、循環性ショック患者における細胞灌流低下の評価ができるマーカーです。乳酸は、血液ガス分析の際に測定可能であるため、経時的変化を簡便に捉えられる利点があり、さらには乳酸値の上昇は壊死時に上昇する炎症反応および肝酵素よりも早い段階で認められるため、腸管壊死の早期マーカーになり得ると考えられています[3]。乳酸値の上昇がないかを確認したうえで経腸栄養を検討してください。

腸管機能

　難治性嘔吐、腸閉塞、重篤な下痢、消化管出血などの経腸栄養が困難な疾患、病態でなければ、腸蠕動が聴音できなくても経腸栄養は可能ですが、経腸栄養開始に伴い合併症の発症や病態の悪化につながる可能性があります。消化器症状を十分に観察し、①投与ルートの変更（経胃投与→幽門後投与）、②投与方法の変更（間歇投与→持続投与）、③薬剤投与（緩下薬、腸管

蠕動促進薬など）、④ベッドの頭側挙上などを検討することがガイドライン[4]で推奨されています。

ICU/CCU 早期経腸栄養

当院のICU/CCU早期経腸栄養の概要を図に示します。循環動態、腸管虚血のリスク、消化器症状をアセスメントしたうえで、ICU/CCUプロトコールによる経腸栄養開始を検討します。

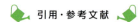 引用・参考文献

1) Ohbe, H. et al. Differences in effect of early enteral nutrition on mortality among ventilated adults with shock requiring low-, medium-, and high-dose noradrenaline : A propensity-matched analysis. Clin. Nutr. 39（2）, 2020, 460-7. doi : 10.1016/j.clnu.2019.02.020. Epub 2019 Feb 15.
2) Saijo, T. et al. Initiating enteral nutrition in patients with severe acute heart failure during mechanical circulatory support. Clin. Nutr. Open Sci. 42, 2022, 27-35.
3) 巽博臣ほか．経腸栄養開始時の条件：循環の安定性の評価，腸管機能評価，合併症対策．日本静脈経腸栄養学会雑誌．30（2），2015，659-63．
4) 日本集中治療医学会重症患者の栄養管理ガイドライン作成委員会．日本版重症患者の栄養療法ガイドライン．日本集中治療医学会雑誌．23（2），2016，185-281．

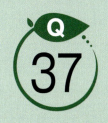

Q37 経腸栄養のアクセスとチューブ先端位置はどのように選択するの？

社会医療法人ジャパンメディカルアライアンス海老名総合病院医療技術部栄養科主任
中川真希 なかがわ・まき

ズバリお答えします！

経腸栄養のアクセスには経鼻アクセス、消化管瘻アクセスがあります。留置期間が短期間の場合は経鼻アクセスを選択し、4週間以上の長期の場合は消化管瘻アクセスを選択します。経腸栄養チューブの先端は胃もしくは幽門後（十二指腸や空腸）に留置します。チューブ先端位置は、もっとも生理的な胃を第一選択とし、胃の貯留能や排泄能の問題、誤嚥や胃食道逆流のリスクがある場合は、十二指腸や空腸留置を考慮します[1、2]。

経腸栄養のアクセスとチューブ先端位置

患者の病態や予測される栄養管理の期間によって、適切な経腸栄養アクセスを選択します。短期間の場合は経鼻アクセスを選択し、4週間以上の長期間が想定される場合は消化管瘻アクセスを選択します。チューブ挿入箇所はおもに鼻、食道、胃、空腸があり、チューブ先端位置は胃、幽門後（十二指腸や空腸）があります。チューブ先端位置は胃に留置するのがもっとも生理的です。胃運動が低下し、胃の貯留能や排泄能が低下している場合には、胃食道逆流や誤嚥のリスクがあります。この場合、十二指腸や空腸留置が有用です（図1）。

経鼻アクセス

経鼻チューブは挿入、交換が容易であるため、経鼻アクセスは短期間の栄養投与法として広く用いられます。チューブには栄養投与用と減圧用があり、栄養投与時は機械的合併症の予防から細径（5〜12Fr）のやわらかい栄養投与用チューブを使用します。チューブの気管、気管支への誤挿入はきわめて危険であり、先端位置の確認は原則としてX線撮影を用いるべきとされています[1、2]。

1）経鼻胃管

もっとも簡便な方法であり、短期間での経腸栄養で誤嚥のリスクがない場合に選択します。

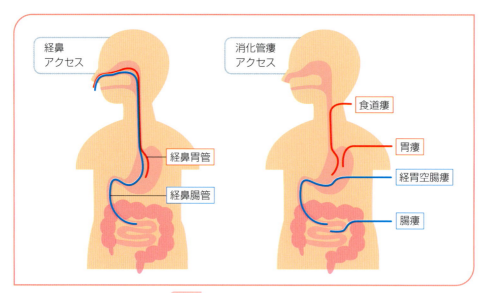

図1 おもな経腸栄養アクセス

チューブに対して不快感や苦痛を感じることがあり、太いチューブは嚥下運動の妨げになるほか、胃食道逆流を来しやすいという問題点があります。

2）経鼻腸管

　胃食道逆流による誤嚥のリスクがある場合は、チューブの先端を十二指腸や空腸に留置します。挿入する際にX線透視や内視鏡の使用は有用です。胃内容物が多い場合は、胃の減圧と小腸での栄養投与が同時にできるKangaroo™ W-EDチューブの留置を考慮します。Kangaroo™ W-EDチューブは1本の管で内腔が2つに分かれていて、一方の側孔は胃に留置し、もう一方の側孔は小腸に留置します（**図2**）[3]。

消化管瘻アクセス

　長期の経腸栄養では胃瘻、空腸瘻、食道瘻、経胃空腸瘻からの栄養投与法が用いられます[1, 2]。

1）胃瘻

　経皮内視鏡的胃瘻造設術（PEG）は手技も容易であり、在宅での栄養管理でも有用です。頭頸部腫瘍や上部消化管悪性腫瘍で経口摂取が困難な場合、遷延性の意識障害、嚥下障害における長期経腸栄養管理には胃瘻が適応となります。

2）空腸瘻

　外科的空腸瘻造設術、経皮内視鏡的空腸瘻造設術（D-PEJ）があります。消化器外科領域では、食道がんや膵頭十二指腸切除術などの手術後の早期経腸栄養を目的として空腸瘻を造設す

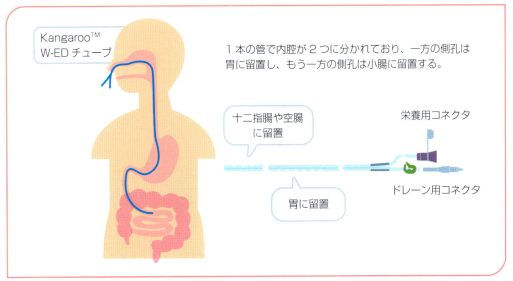

図2 Kangaroo™ W-EDチューブ（文献3を参考に作成）

る場合があります。

3）食道瘻

PEGが困難とされる場合、簡便かつ低侵襲な経皮食道胃管挿入術（PTEG）が選択されます。

4）経胃空腸瘻

胃瘻造設部から空腸へチューブを留置する経胃瘻的空腸瘻造設術（PEG-J）があります。胃食道逆流がみられ、誤嚥性肺炎をくり返す場合などに使用されます。

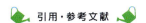
引用・参考文献

1）日本静脈経腸栄養学会編. 静脈経腸栄養ガイドライン. 第3版. 東京, 照林社, 2013, 488p.
2）日本病態栄養学会編. 病態栄養認定管理栄養士のための病態栄養ガイドブック. 改訂第5版. 東京, 南江堂, 2016, 378p.
3）カーディナルヘルス. Kangaroo™ W-EDチューブ添付文書. (https://cardinalhealth-info.jp/products/kangaroo-w-ed-tube/, 2024年10月閲覧).

Q 38 経腸栄養の投与方法には どのようなものがあるの？

社会医療法人ジャパンメディカルアライアンス海老名総合病院医療技術部栄養科管理栄養士
木村夏実 きむら・なつみ

ズバリお答えします！

経腸栄養の投与方法には、間歇投与法、ボーラス投与法、周期的投与法、持続投与法があります。間歇投与は1日2～3回に分けて、200～500mLを2～3時間程度で投与します。ボーラス投与は胃瘻から胃に注入する方法で、半固形栄養剤を300～500mL/30分と短時間で投与します。周期的投与は昼間のみ、夜間のみなど、一定時間（12～20時間）連続して投与する方法で、持続投与の一種です。持続投与は24時間かけて緩徐に投与します。

経腸栄養投与法

経腸栄養投与法には、間歇投与法、ボーラス投与法、周期的投与法、持続投与法があり、患者ごとの病態にあわせて選択します。それぞれの特徴、メリット、デメリット、適応例を**表**[1]に示します。経腸栄養施行中は下痢や嘔吐などの合併症が高頻度にみられることがあり、発症時には原因に応じて対応します。投与法の対応では投与量の減量、投与速度の減速、経腸栄養ポンプの使用、投与法の変更などがあります。

経腸栄養剤とそれぞれに適した投与法 [2, 3]

医療現場では液状経腸栄養剤が多く使用されていますが、下痢などの合併症対策に経腸栄養剤の半固形化が注目されています。近年では半固形化に加えて投与時の手間などに配慮した製品が開発されています。半固形栄養剤には胃瘻へのボーラス投与法が可能な高粘度流動食、中粘度流動食や、投与ルートにかかわらず間歇投与法とする粘度可変型流動食（低粘度流動食）、粘度調整食品があります。

1）高粘度流動食

高粘度流動食（10,000mPa/秒以上）はチューブへの圧が強く、細長いチューブや手注入

120　Nutrition Care 2024 冬季増刊

表 経腸栄養投与法の種類（文献1を参考に作成）

	間歇投与法	ボーラス投与法	周期的投与法	持続投与法
特徴	1日2〜3回 200〜500mL/回 2〜3時間/回	1日2〜3回 300〜500mL/回 10〜30分/回 半固形栄養剤使用	夜のみ or 昼のみ 持続投与法の一種 50〜100mL/時	24時間投与 10〜20mL/時で開始 徐々に50〜100mL/時 へ増量
メリット	・朝、昼、夕と生理的で体内リズムが乱れにくい	・もっとも食事に近い ・短時間投与 →胃適応性弛緩が惹起され、蠕動運動促進 →リハビリテーションなどの離床時間の確保	・下痢や逆流が生じにくい ・投与していない時間は社会生活を送ることが可能	・下痢や逆流が生じにくい ・血糖の適切な管理が可能 ・開始時の栄養量は少量だが、速度アップに伴い目標栄養量へ早期到達が可能
デメリット	・下痢や逆流が生じやすい	・液状栄養剤では逆流やダンピング症候群のリスクになる	・周期的投与のみでは投与栄養量は不足	・24時間投与のため、非生理的 ・RTH栄養剤以外の栄養剤使用や、一定時間でバッグ交換が必要な場合は交換の手間やコスト面が課題
適応例	・経鼻胃管の第一選択	・胃瘻患者 ・半固形栄養剤使用患者	・日中に十分な経口摂取ができず、不足分を夜間に投与したい場合 ・IBD患者などで在宅経腸栄養療法実施者（日中は社会生活を送り、夜間に経腸栄養を行う場合）	・間歇投与で下痢や逆流に難渋する患者 ・幽門後投与の適応患者（重症膵炎、SMA症候群、胃切除後、腸瘻など） ・重症患者で循環動態が不安定な患者 ・ベッドアップ不可能な患者（腹臥位療法中、大腿部にカテーテル挿入中）

では強い力が必要です。太く（20Fr以上）短いチューブや加圧バッグの使用で注入が容易になります。注射器で投与する場合もあり、低〜高粘度とさまざまな粘度に対応できます。しかし加圧バッグを膨らませる、注射器に入れる手間、コスト、投与時に患者のそばにいる必要があるなどの課題もあります。

2）中粘度流動食

中粘度流動食（400〜10,000mPa/秒）は流動性が高く、加圧バッグを使わずに手注入が可能で、自然滴下でも安定した速度で流れる物性です。中粘度流動食のような自然滴下可能な粘度（約1,000〜5,000mPa/秒）の栄養剤を一定の高さで、重力を利用し、クレンメやポンプを用いずに短時間で胃瘻に投与する方法を「自然落下法」といいます。経鼻胃管でも投与可能で、太め（15Fr程度）のチューブを使用します。図のようにチューブがたわまぬように吊るし、落差を50〜60cmにします。胃瘻では15分、経鼻胃管では30分程度で投与できます。

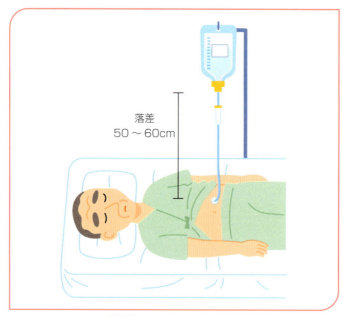

図 自然落下法のイメージ

3）粘度可変型流動食と粘度調整食品

　粘度可変型流動食は液状で胃酸と反応して半固形化し、粘度調整食品は胃内で液状経腸栄養剤と反応して半固形化します。低粘度流動食のため通常のチューブ（8〜10Fr）を使用し、2時間程度で投与します。粘度調整食品では半固形化の効果を十分に得るため粘度調整食品投与後、チューブを水で洗浄し、30分（幽門後投与）から60分（胃内投与）以内に液状経腸栄養剤を投与します。

経腸栄養ポンプの活用

　経腸栄養剤を正確かつ安定した速度で注入するためのポンプです。手動の速度管理では患者の体動や腹圧によって速度が変化しやすく、下痢や嘔吐などの原因となります。少量持続投与が必要な場合（とくに幽門後投与時）はポンプを使った厳格な速度管理が必要です。

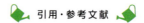

引用・参考文献

1) 日本静脈経腸栄養学会編. 静脈経腸栄養ガイドライン. 第3版. 東京, 照林社, 2013, 488p.
2) 水野英彰ほか. 胃瘻患者に対するとろみ調整流動食を使用した新たな経腸栄養投与法（自然落下法）71例の臨床経験. 日本静脈経腸栄養学会雑誌. 30 (3), 2015, 817-9.
3) 三原千恵. 第28回日本静脈経腸栄養学会学術集会ランチョンセミナー：物性調整流動食の未来. 月刊ナーシング. 33 (6), 2013, 81-4.

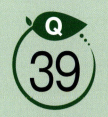

Q39 経腸栄養剤はどのように分類されるの？

社会医療法人ジャパンメディカルアライアンス海老名総合病院医療技術部栄養科管理栄養士
片山沙耶 かたやま・さや

ズバリお答えします！

経腸栄養剤は、原料から天然濃厚流動食と人工濃厚流動食に分けられ、その多くが人工濃厚流動食に該当します。人工濃厚流動食は組成によって、成分栄養剤、消化態栄養剤、半消化態栄養剤に分類されます。現在は各種病態に配慮した製品が充実しており、さまざまな病態に適した経腸栄養剤が選択できるようになってきました。これらは、炭水化物、たんぱく質、脂質のバランスが通常の経腸栄養剤と異なり、添加される栄養素にも特徴があります[1,2]。

経腸栄養剤の種類と特徴[1,2]

経腸栄養剤の種類と特徴を**表1**[1,2]に示します。

成分栄養剤の窒素源はアミノ酸です。脂肪含有量は全エネルギー比の1.5～8.1％と低脂肪であるため、脂肪乳剤の併用が必要です。また、食物繊維を含まず低残渣であることが特徴です。

消化態栄養剤の窒素源はアミノ酸、ジペプチド、トリペプチドで、たんぱく質を含みません。成分栄養剤と消化態栄養剤は、たんぱく質を含有する半消化態栄養剤が使用できない患者、消化・吸収機能が著しく低下している患者、長期間の絶食後に経腸栄養を施行する患者、空腸から経腸栄養を施行する集中治療室（ICU）患者、短腸症候群および瘻孔を伴うクローン病患者などが適応です。

半消化態栄養剤の窒素源はたんぱく質であり、ある程度の消化・吸収機能を必要とします。脳血管障害や神経疾患、上部消化管の通過障害など、消化・吸収障害に問題のない場合は、半消化態栄養剤が第一選択となります。当院では、7種類の半消化態栄養剤を採用しています。

表1 経腸栄養剤の種類と特徴 （文献1、2を参考に作成）

種類	人工濃厚流動食			天然濃厚流動食
	成分栄養剤	消化態栄養剤	半消化態栄養剤	
区分	医薬品	食品／医薬品		食品
食物繊維	含まない	製品により異なる（一部含む）		含む
消化	不要 ←――――――――――――――――→ 必要			
浸透圧	高い ←―――――――――――― 低い			製品により異なる
窒素源	アミノ酸	アミノ酸、ジペプチド、トリペプチド	たんぱく質、ポリペプチド	たんぱく質

表2 おもな病態別経腸栄養剤の種類と特徴 （文献1、3を参考に作成）

種類	特徴
肝疾患	・BCAA を豊富に含有し、Fischer 比が高い
腎不全	・水分やナトリウム、カリウム、リン、マグネシウムなどの電解質、ビタミン A を制限した組成
糖尿病	・炭水化物の割合が少なく、脂質含有量が多い ・血糖の急激な上昇を抑制する（パラチノースやキシリトール、タピオカデキストリンなど複数の糖質を組み合わせたもの）
周術期	・免疫増強作用のある栄養素であるグルタミンやアルギニン、RNA、n-3 系多価不飽和脂肪酸が強化された組成

病態別経腸栄養剤の種類と特徴

　病態別経腸栄養剤の種類と特徴を**表2**[1, 3]に示します。

　肝不全用の経腸栄養剤は、分岐鎖アミノ酸（BCAA）を豊富に含有し、Fischer比が高い組成になっています。そのため、肝不全における血中のアミノ酸バランスの乱れを是正する効果があり、肝性脳症や肝硬変における有用性が確認されています。

　腎不全用の経腸栄養剤は、血清電解質濃度を正常化しながら尿素窒素濃度の上昇を抑制し、尿毒症の発症を防ぐことをおもな目的とした組成です。高濃度で、カリウム、リン、ナトリウムなどが制限されています。腎不全保存期か透析期かによって、たんぱく質投与量を考慮して選択します。当院では、明治リーナレン®LPを採用しています。

　耐糖能異常症例に用いる経腸栄養剤には、脂質の割合を増やして糖質の割合を減らしたもの、緩徐に吸収される種類の糖質を用いたものなどがあります。脂質として一価不飽和脂肪酸（MUFA）が強化されているものや、糖の吸収を抑制することで血糖の急激な上昇を抑制することを目的とした製剤もあります。糖の吸収を緩徐にする目的で通常のデキストリンを使用せず、パラチノースやキシリトール、タピオカデキストリンを使用、または複数の糖質を組み合わせたものがあります。当院では、グルセルナ®-REXを採用しています。

免疫増強作用のある栄養素であるグルタミンやアルギニン、リボ核酸（RNA）、n-3 系多価不飽和脂肪酸が強化された免疫賦活経腸栄養剤（IED）が市販されています。術後の感染症の発生を抑制し、在院日数を短くする効果が欧米のメタ解析でも確認されています[1]。米国静脈経腸栄養学会（ASPEN）や欧州静脈経腸栄養学会（ESPEN）のガイドラインによると、消化器待機手術に対する周術期免疫賦活栄養では、術前の投与が有効であり、投与期間は 5 ～ 10 日間程度が基本とされています[1]。

経腸栄養剤の分類における注意点

　経腸栄養剤を選択する際には、それぞれの栄養剤の特徴や個々の栄養素の効果などを理解し、各種病態に適した栄養素を含有するような栄養剤を選択します。また、栄養剤投与開始後も定期的な栄養評価を行い、そのつど栄養管理プランを検討していく必要があります。

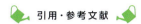
引用・参考文献

1）日本静脈経腸栄養学会編．"経腸栄養剤の種類と選択"．静脈経腸栄養ガイドライン．第 3 版．東京，照林社，2013，24-32．
2）田中芳明．"経腸栄養剤の種類と特徴"．静脈経腸栄養ハンドブック．日本静脈経腸栄養学会編．東京，南江堂，2011，190-211．
3）飯嶋重雄ほか．"ライフステージ別の栄養補給の特徴と問題点"．病態栄養専門管理栄養士のための病態栄養ガイドブック．改訂第 7 版．日本病態栄養学会編．東京，南江堂，2022，123-42．

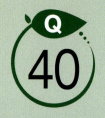

Q40 胃瘻はなぜ必要なの？

独立行政法人労働者健康安全機構大阪労災病院栄養管理部管理栄養士　**坂井志保** さかい・しほ

ズバリお答えします！

　胃瘻は、経鼻チューブと比べて、鼻やのどの不快感がない、チューブ交換の頻度が少ない、選択できる栄養剤の幅が広い、また介助者にとって管理がしやすいなどのメリットがあります。嚥下障害や意識障害など、長期間経口摂取がむずかしいと予想される場合には、胃瘻の適応となります。しかし、人工的な栄養補給が患者の生活の質を損なう場合もあります。胃瘻造設を検討する際には、チームでメリットやデメリットを協議し、患者や家族の意向を十分に考慮したうえで、決定する必要があります。

胃瘻の適応

　『静脈経腸栄養ガイドライン第3版』[1]では、4週間以上経腸栄養を施行することが予想される場合は、胃瘻を選択することを推奨しています。

　胃瘻が対象となる具体的な例を**表**[1]に示します。基本的には、嚥下障害や意識障害で長期間経口摂取がむずかしいと予想される患者が対象となります。これらの患者は、嚥下訓練や治療経過により経口での栄養摂取が可能となる場合もあります。そのため、一時的に胃瘻を造設し、経口で十分な栄養を摂取できる見込みが立てば、胃瘻を抜去することも検討されます。また、胃食道逆流による誤嚥性肺炎のリスクが高い場合には、胃瘻を介してチューブの先端を空腸に留置することもあります（PEG-J）[1]。

胃瘻の利点

　胃瘻は、経鼻チューブよりも患者への負担が比較的軽いと考えられています。経鼻チューブは、鼻からのどを通るため、異物感や不快感を生じることがあります。そのため、胃瘻と比べて自己抜去されるリスクが高く、高齢者やせん妄症状がある患者は、身体拘束が必要になる場合があります。

表	胃瘻が対象となる具体的な例 （文献1を参考に作成）

- 脳血管障害や神経変性疾患などにより意識障害や嚥下障害がある患者
- 頭頸部や食道の腫瘍により狭窄を認める患者
- 化学療法や放射線療法の有害事象により嚥下障害がある患者
- 高齢など口腔機能低下（オーラルフレイル）で嚥下障害がある患者
- 認知症など認知機能低下に伴い摂食意欲が減退している患者
- 高度の栄養障害や短腸症候群、クローン病の患者

また、胃瘻チューブは口径が大きいことから、半固形栄養剤の投与が可能です。半固形栄養剤は液体栄養剤と比較して、食後高血糖の軽減や下痢の改善、胃食道逆流の減少、誤嚥性肺炎の減少などの利点があると報告されています。さらに、ボーラス投与によって投与時間を短縮できるため、介護負担の軽減やリハビリテーション時間の確保にも役立ちます[1]。

胃瘻をはじめとしたルート選択で考慮すべきこと

胃瘻を造設した65歳以上の高齢患者では、1年以内の死亡率が30%以下、3年以上の生存率が35%以上であり、胃瘻造設には延命効果があると報告されています[2]。

超高齢者や末期の認知症患者では、胃瘻は単なる延命治療でしかなく、造設すべきでないという否定的な意見もあります。日本老年医学会では、延命効果が期待できても患者本人の尊厳を損なうことや苦痛を増大させる可能性がある場合には、本人の意向に従って胃瘻を設置しないことや中止も考慮すべきとしています[3]。そのため、胃瘻造設を検討する際には、本人や家族の意向を十分に配慮する必要があります。

このように、胃瘻造設には倫理的・社会的な問題がありますが、いちばんの問題は、胃瘻が適応となる患者に対して、胃瘻の利点を考慮せず、経鼻栄養や中心静脈栄養が実施されることも多い点です。長期間経口での栄養摂取がむずかしい患者に対して安直に経鼻チューブや中心静脈栄養を選択するのではなく、胃瘻が適応かを考え、医療者や本人、家族とともにメリットやデメリットを十分に議論したうえで、最適な栄養ルートを選ぶことが重要です。

引用・参考文献

1) 日本静脈経腸栄養学会編. 静脈経腸栄養ガイドライン. 第3版. 東京, 照林社, 2013, 488p.
2) NPO法人PDN. 平成22年度老人保健事業推進費等補助金（老人保健健康増進等事業分）認知症患者の胃ろうガイドラインの作成：原疾患, 重症度別の適応・不適応, 見直し, 中止に関する調査研究：調査研究事業報告書. 鈴木裕編. (https://www.peg.or.jp/report/H22_report.pdf, 2024年10月閲覧).
3) 日本老年医学会. 「高齢者の終末期の医療およびケア」に関する日本老年医学会の「立場表明」2012. (https://www.jpn-geriat-soc.or.jp/tachiba/jgs-tachiba2012.pdf, 2024年10月閲覧).

Q41 胃瘻からの栄養剤注入は管理栄養士が行ってもいいの？

医療法人西山医院理事長／院長　**西山順博** にしやま・よりひろ

ズバリお答えします！

　胃瘻などの瘻管栄養や経鼻胃管からの栄養剤注入ができるのは、患者自身、患者家族、医師、看護師です。2012年から法改正により、喀痰吸引等の基礎研修会を受講し資格試験に合格した者（2016年以降、介護福祉士養成施設卒業者は同様の資格を有する）が、その後、既定の実地研修を行い、知事より資格認定を受けた介護職員は、「経管栄養」「痰の吸引」が実施できるようになっています。

栄養剤注入の流れ

　管理栄養士が在宅患者訪問栄養食事指導を担うなかで、在宅経管栄養についての質問を受けることがあると思います。管理栄養士は栄養剤の注入はできませんが、本稿では、栄養剤注入の流れとトラブル対処法について述べます。

1）栄養剤注入の準備

　手を洗い、使い捨て手袋を着用し、注入に必要な物品を用意します。栄養剤は使用期限を確認し、外装および中身に気になること（破損や液漏れ、腐敗臭など）がないかを確認します。バッグに栄養剤が入っているRTH（ready to hang）製剤は、注入容器（ボトルやバッグ）に移し替えの手間が不要で、それに伴う雑菌の混入も防げます。胃瘻カテーテルがボタン型の場合は、規格のあった純正の接続チューブも必要です（図1）[1]。注射器は経腸栄養用シリンジ、水分およびフラッシュ用、薬の投与用が必要です。

2）患者の姿勢

　患者の姿勢をととのえます。上体を起こすときには膝も曲げ、クッションなどを差し入れて、体がずり落ちないようにします。褥瘡がある場合は、圧やズレが生じないような体位である30度、または90度を保ちます。あごは反らさず、30度程度引いたほうが、唾液を飲み込みやすい状態になります。頭の後ろに枕やクッションを入れて調節します（図2）[2]。

128　Nutrition Care 2024 冬季増刊

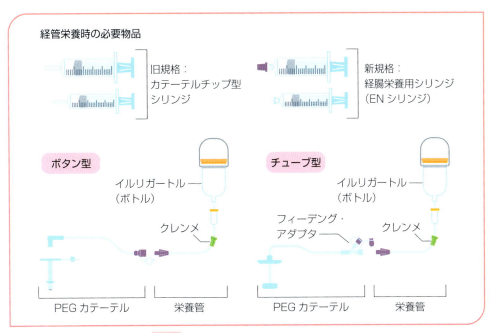

図1 経管栄養時の必要物品（文献1より）

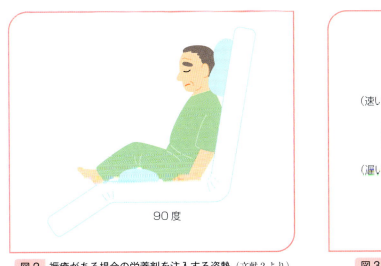

図2 褥瘡がある場合の栄養剤を注入する姿勢（文献2より）

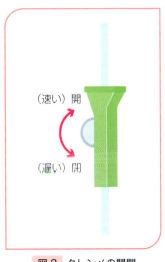

図3 クレンメの開閉

3）胃内を減圧する

　チューブ型の場合は、フィーデング・アダプタのキャップを開けると減圧できます。ボタン型の場合は、一般的には、接続チューブを接続すると減圧できますが、逆流防止弁が内部ストッパーにある場合は、専用の減圧チューブが必要です。

表 トラブル対処方法と注意事項（大津市 PEG 地域連携パス［患者用］）（文献 3 より一部引用）

トラブル	対処方法と注意事項
下痢 ・水様便が頻回に出る	・管理施設や訪問看護師の指導を受けながら、体調に合わせて、注入量・速度・濃度・温度を調整しましょう（注入量を少なく、速度を遅く、濃度をうすく、人肌程度に温める）。 ・下痢が続く場合は、感染症の可能性もあり、管理施設に連絡するか受診しましょう。
便秘 ・便が硬くなかなか出ない ・お腹が張って痛がったり、吐いたりする	・水分不足の場合（尿量の少ないとき）は水分量を増やしましょう。 ・時計回りにお腹のマッサージやお腹を温めるなどをしてみましょう。 ・歩ける人は、日中、散歩などをして体を動かしてみましょう。
嘔気・嘔吐 ・気持ち悪そうにしていたり胃の内容物を吐いたりする	・注入前に声かけをして反応や顔色を確認しましょう。 ・注入時は上半身を 30 度〜 90 度にします。 ・カテーテル接続時に胃内容物の逆流量が 50mL 以上あるときは、30 分〜 1 時間ほどあけてもう一度、胃内容物の確認をしましょう。 　＊胃内容物が 50mL 以下の場合：ゆっくり注入を開始しましょう。 　＊胃内容物が 50mL 以上ある場合：注入は中止し、管理施設に連絡しましょう。 ・注入時の姿勢（上半身を起こす）や注入速度（ゆっくり）に気をつけましょう。 ・注入中に吐いたり、吐きそうになっているときは、注入を止めて様子をみます。嘔吐が続く場合は、注入を中止し、カテーテルを開放し、管理施設に連絡しましょう。 ・注入が終わっても 30 分間は上半身を起こしておきましょう。
詰まり ・カテーテルに栄養剤が流れていかない状態	・指でカテーテルを根元からしごいたり、カテーテルから水を 20mL 程度注入してみましょう。注入できない場合は、管理施設や訪問看護師に連絡しましょう。 ・注入前に、姿勢や注入速度、お腹の張り具合を確認します。
漏れ	・カテーテル接続時に胃内容物の逆流量を確認しましょう。 　＊胃内容物が 50mL 以上ある場合：注入は中止し、管理施設に連絡しましょう。 ・漏れが続く場合は管理施設や訪問看護師に連絡しましょう。
皮膚ただれ：発赤・びらん ・発赤は胃瘻周囲の皮膚が赤い状態で、びらんは皮膚が欠損した状態	・注入後は胃瘻周囲をふき取り清潔にしましょう。汚れに応じて『Y パフ』※をしましょう。 ・カテーテルを回転させ、ストッパーの位置を変えましょう。 ・カテーテルが引っ張れないように、気をつけましょう。 ・皮膚の状態がよくならないときは、管理施設や訪問看護師に相談しましょう。
カテーテルが破損した場合 カテーテルが抜けたとき	・管理施設や訪問看護師にすぐに連絡しましょう。 ・抜けたときは、すぐに緊急連絡先に連絡を行い、カテーテルは捨てずに見せましょう。
付属品の汚れ・破損	・管理施設や訪問看護師に連絡しましょう。

※ Y パフ：化粧用のパフに Y 字に切り込みを入れて作製する。

4）栄養剤注入

　注入容器と栄養管を接続します。RTH 製剤の場合は、直接バッグと栄養管をつなぎます。栄養管のクレンメを閉じて、栄養剤を注入容器に注ぎます（薬、追加水が必要な場合は先に注入します）。

5）滴下速度調節

　栄養管とカテーテルを接続し、栄養剤の滴下速度を調節します。栄養管の先端まで栄養剤で満たし、カテーテルのフィーディング・アダプタにつなぎます。ほかの注入口は、キャップをしっかり閉めておきます。栄養剤の滴下速度はクレンメで調節します。200mL/時の場合（1mL＝15滴で換算）、1秒に1滴より少し遅いくらいが目安です。嘔吐や下痢がみられなければ、徐々に400mL/時程度までスピードアップできます。クレンメは、上に回すと開いて滴下が速くなり、下に回すと閉じて滴下が遅くなります（図3）。

滴下不良時の対応

　注入中に滴下が遅くなって止まったりすることもあるため、ときどき様子をみましょう。栄養管がねじれたり、患者の体で踏まれたりしていないか、注入容器の位置が低すぎて落差が小さくなっていないかなどを確認します。クレンメ部分に栄養剤に含まれる繊維が詰まっていることもあります。クレンメを全開にして注入容器の高さで注入速度を調節すると、詰まりを防ぐことができます。滴下不良時およびトラブル対処方法を表[3]に示します。

栄養剤注入後の対応

1）白湯によるフラッシュ

　栄養剤の注入が終わったら、カテーテルから栄養管を外し、経管栄養用シリンジに吸い上げた20mLほどの白湯で、チューブやカテーテルに付着した栄養剤を洗い流します（フラッシュ）。10mLずつ2回に分けて、勢いよく行うほうが効果的です。

2）注入後は姿勢を保つ

　注入後30分は注入時の姿勢を保持します。すぐに寝かせると嘔吐しやすくなります。注入前の様子と変化がないか、咳や痰がらみがないかなど、確認しましょう。

3）注入器具の洗浄

　注入器具は湯沸かし器の熱めの湯で食器用洗剤を使って洗い、よくすすいでしっかりと乾燥させます。1日に1度は消毒薬（ミルトン®溶液など）に完全に沈め、1時間程度浸け置き消毒します。

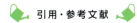
引用・参考文献

1）西山順博．"知っておきたいPEGカテーテルと必要物品：胃ろうの栄養剤注入や胃ろう管理に必要な物品"．看護の現場ですぐに役立つ胃ろうケアのキホン．相互接続防止コネクタ国際規格対応第2版．東京，秀和システム，2023，52．
2）西山順博．"胃ろう患者さんにやさしい注入手技とは：栄養剤注入時の疑問"．前掲書1），85．
3）大津市医師会．トラブル対処方法と注意事項．（https://www.otsu.shiga.med.or.jp/file_box/news_file/77a2d999189b79ac21a00f21cde21369.xls，2024年10月閲覧）．

Q42 胃瘻をどうしても受け入れてもらえないときはどうしたらいいの？

医療法人西山医院理事長／院長　**西山順博** にしやま・よりひろ

ズバリお答えします！

　まずはコミュニケーションを深めることです。患者、家族と十分に話し合い、胃瘻の必要性やメリット、リスクについてくわしく説明します。そもそもその患者にとって胃瘻が必要なのかも含めて一緒に話し合い、理解を深めることで、受け入れやすくなることがあります。そして、胃瘻以外の栄養補給方法（代替方法）を提案することも一つの方法です（まずは、経鼻胃管や経口摂取の工夫を行い、長期化しそうであれば胃瘻をすすめるなど）。最終的には、患者の意思を尊重することが重要です。無理に胃瘻を強要することは避け、患者や家族が納得できるかたちでのケアを提供することが大切です。そのためにも、人生会議（ACP）の開催は重要です。

人工的水分・栄養補給法が患者にとって益か？ 害か？

　枯れるように逝くことが人の最期として認知されつつあり、人生の最終段階の人工的水分・栄養補給法（AHN）による栄養療法のあり方についても議論されています。一般的には、治る見込みがない病気やけがの状態で死が迫っている場合を人生の最終段階と定義しています。また、日本尊厳死協会では高度の意識障害（植物状態）が長期間（3ヵ月以上）続く場合も人生の最終段階として加えています[1]。

　人生の最終段階の長さは人によってさまざまですが、栄養管理によって寿命を延伸することが可能です。経管栄養（経鼻胃管、瘻管栄養［胃瘻・腸瘻など］）や高カロリー輸液によって栄養補給と水分補給を行えば、口から食べなくても、時には年単位で寿命を延伸することができます。栄養補給なしで水分補給だけなら、およそ数週間単位となり、水分補給もない場合は数日単位になります。

　人生の最終段階と告知されても、家族には「回復することがあるのではないか？」という思いや願いがあります。その際に、患者本人にとってAHNが益なのか害なのかをチームで考え

132　Nutrition Care 2024 冬季増刊

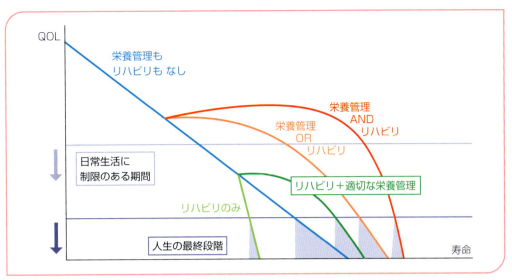

図1 栄養管理とリハビリテーションで健康寿命の延伸と日常生活に制限のある期間のQOL向上（文献2より）

ることが重要です。

　判断に悩んだ場合、経管栄養であれば、まずは経鼻胃管を開始し、必要栄養量を充足しても害（注入後の唾液増量に伴う喘鳴など）がないか、一定期間継続して本人にとって益があるのかを判断し、害があれば減量中止を検討し、益があれば苦痛の少ない胃瘻などの瘻管栄養に変更するという選択肢もあります[1]。

人生会議（ACP）の開催を

　昨今、胃瘻を含めたAHNは延命治療と位置づけられてしまい、本来、AHNが必要な患者に対して、栄養療法が介入できないままに、遅い段階からの過度なリハビリテーション（以下リハビリ）のみを行い、より一層サルコペニアを悪化させているケースもあります（図1の「リハビリのみ」）[2]。人生の最終段階に至っていない栄養療法が必要な高齢者のフレイルに対しても、栄養サポートチーム（NST）が介入しないケースが増えているように感じています。本来、AHNの導入が必要な患者には、病院NSTが自信をもって提案し、栄養管理とリハビリの両輪で回復にまでもっていくことがあるべき姿であり、退院後は在宅療養サポートチーム（hST）に引き継ぎ、平安な在宅療養を行うことが望ましいと考えています。全国民がもしものとき（人生の最終段階において意思疎通ができなくなり、死期が目前の状態）になるまでは、本人の望むAHN、必要なAHNの恩恵を受ける権利があるはずではないでしょうか。

　また、日常生活に制限のある期間よりも前から栄養管理もしくはリハビリを行うことで、平均寿命と健康寿命が延伸し、人生の最終段階を含むすべての時期で、生活の質（QOL）が向上

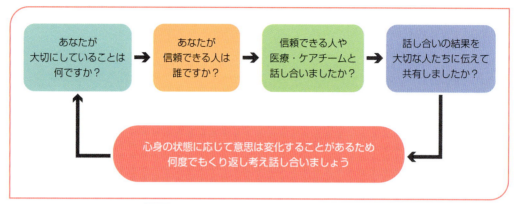

図2　人生会議（ACP）とは（文献3を参考に作成）

するものと考えます。そして、人生の最終段階に至るまでにACPを開催し、意思決定をしておくことが重要です。

管理栄養士も人生会議（ACP）への参画を

ACPは、ひと言でいうと「患者（利用者）の価値観をこれからの医療・ケアに反映させるための話し合い」です。

ACPは「患者・家族・医療従事者の話し合いを通じて、患者の価値観を明らかにし、これからの治療・ケアの目標や選好を明確にするプロセス」と定義されています。その過程においては、身体的なことにとどまらず、心理的、社会的、スピリチュアルな側面を含むこと、医療代理人の選定や医療・ケアの選好などの話し合いの結果を文書化することなどが重要とされています（図2）[3]。

在宅で療養している人や家族は、「いかに逝くか」ではなく、「いかに生きるか」を考えています。比較的元気なうちに、ACPでAHNの緩和ケア的利用についても、しっかりと話し合っておきたいところです。

引用・参考文献

1) 西山順博．"一口でも口から食べたい患者さんのために：column 終末期のAHNについて"．看護の現場ですぐに役立つ 胃ろうケアのキホン．相互接続防止コネクタ国際規格対応第2版．東京，秀和システム，2023，148．
2) 西山順博．"一口でも口から食べたい患者さんのために：column 在宅栄養管理の問題点"．前掲書1），150．
3) 厚生労働省．もしものときのために「人生会議」．(https://www.mhlw.go.jp/content/10802000/000536088.pdf，2024年10月閲覧)．

第 4 章

静脈栄養

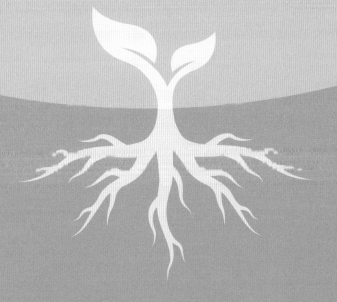

Q 43 静脈栄養法の適応とは？

社会医療法人敬和会大分岡病院薬剤部部長　**井上真** いのうえ・しん

ズバリお答えします！

　静脈栄養法が適応となる場面をシンプルに表現すると「口（消化管）から十分な栄養を摂取できない場合や、消化管が正常に機能していない場合」となります。たとえば、道路が使えなくて車で目的地に行けないときに、電車や飛行機を使うように、静脈栄養法は口や胃を通さず、栄養を直接体に届ける「特急便」のようなものです。この方法は、消化管が回復するまでの一時的なサポートとして、体に必要な栄養を確実に補うための重要な手段となります。

非経口栄養法：parenteral nutrition とは

　Parenteral の語源はギリシャ語に由来します。「para-」はギリシャ語で「〜の横に」「〜の外に」という意味があります。「enteron」は「腸」を意味し、この2つを組み合わせた「parenteral」は「腸の外側で」「腸を通さないで」という意味になり、医学的には「消化管を経由しない栄養投与」をさします。理論的には筋注や皮下注も含むことができる言葉ですが、栄養療法としての「parenteral nutrition」は、一般的に栄養素を直接血管内に投与する静脈栄養法をさします。理由としては、栄養素（脂質やアミノ酸、ブドウ糖など）の量や濃度が高く、筋肉や皮下組織では吸収が適さないためです。

静脈栄養法の適応は

　静脈栄養法が適応となる代表例を以下に記します。

1）消化管機能の低下または不全

　腸閉塞や重度の短腸症候群、消化管出血、腸瘻形成後の機能不全など、消化管が正常に機能しない場合に静脈からの栄養補給が必要です。こうしたケースでは、口や経管からの栄養摂取が困難または不可能であるため、体外から直接静脈内に栄養を供給する必要があります。

2）消化管の機能回復が見込めない場合

がんや炎症性腸疾患（クローン病や潰瘍性大腸炎など）で消化管が長期にわたり機能しない、または手術で大部分が摘出された場合、経口摂取や経腸栄養がむずかしくなることがあります。このような患者には静脈栄養が一時的、あるいは長期にわたり必要となります。

3）重大な吸収不良症候群

重度の吸収不良が原因で栄養素が体内に取り込まれない場合、消化管を使った栄養摂取が機能しないため、静脈栄養法が適応となります。これには、膵臓の機能不全や放射線治療後の腸管障害が含まれます。

4）腸の運動が停止している場合（腸管麻痺）

手術後や重篤な感染症、ショック状態では、腸の動きが止まり、消化吸収ができなくなることがあります。この場合、腸の運動が回復するまでの一時的な栄養補給手段として静脈栄養が選択されます。

5）重症な病態

手術後の回復期や、重度の外傷、感染症、やけどなど、身体が大量のエネルギーを消耗し、かつ消化管からの栄養摂取が困難な場合にも静脈栄養が選択されます。

6）重篤な栄養不良

摂食障害やがん患者で、経口摂取が不十分であり、栄養状態が急激に悪化するリスクが高い場合にも、静脈栄養が選択されることがあります。

静脈栄養法のリスクと留意点

一方で、静脈栄養法の導入にはリスクも伴います。そのため、適応の判断にはほかの栄養管理方法が利用できない場合や、利用が困難な場合に限定されます。静脈栄養法の適応を決定する際には、以下のような点も考慮する必要があります。

1）合併症のリスク

静脈栄養法はカテーテルを通じて血管内に直接栄養を供給するため、感染や血栓形成のリスクが存在します。とくに中心静脈栄養（TPN）では、カテーテル感染症や血栓症、電解質異常などのリスクが増します。そのため、患者の状態に応じて適切なモニタリングやリスク管理が必要です。

2）栄養状態の評価

静脈栄養を開始する前には、患者の栄養状態をしっかりと評価することが重要です。軽度の栄養不良であれば、まずは経口摂取や経腸栄養を試み、これが不可能または不十分である場合に静脈栄養が検討されます。過剰な栄養補給は、肝機能障害や脂肪肝、免疫力低下をひき起こすリスクがあるため、慎重に静脈栄養法の適応を見きわめる必要があります。

3）治療期間の見通し

　静脈栄養による栄養サポートは短期間で済む場合と、長期間にわたる場合があります。たとえば、術後の腸管回復を待つあいだの一時的な栄養補給として静脈栄養が選択されることがあります。しかし、腸管が完全に機能を失っている場合や、消化管の回復が期待できない場合には、長期間の静脈栄養による管理が必要になることもあります。この場合は、長期的なカテーテル管理や栄養調整を行うための専門的なケアが求められます。

静脈栄養法（薬）と経腸栄養法（食事）の関係

　「If the gut works, use it！（腸が使えるなら使え）」という有名な臨床的格言がありますが、経腸栄養法で十分な栄養投与ができない場合には静脈栄養法を併用するという考え方も重要です。適応外の（不適切な）静脈栄養は高血糖などの代謝異常やバクテリアルトランスロケーションなどの感染症のリスクをひき起こしますが、それを過度におそれて経腸栄養法に固執してしまい、十分な栄養が投与できないことは避けなければなりません。そういった意味において、管理栄養士も静脈栄養法の正しい適応を理解し、実践することは非常に重要だと考えます。

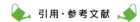

引用・参考文献

1）日本静脈経腸栄養学会編．"栄養療法の種類と選択"．静脈経腸栄養ガイドライン．第3版．東京，照林社，2013，13-23．

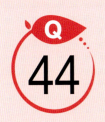

Q44 静脈栄養の投与ルートはどのように選択するの？

社会医療法人敬和会大分岡病院薬剤部部長 **井上真** いのうえ・しん

ズバリお答えします！

静脈栄養の投与ルートの選択は、自動車で走る道路の選択にたとえることができます。栄養を「速く」「確実に」届けるため、短期なら手軽な末梢静脈（一般道路）、長期なら中心静脈（高速道路）からの投与が選択されます。末梢静脈は狭いので渋滞（静脈炎）が起こりやすいのですが、中心静脈は大容量でも問題ありません。ただし、高速道路を安全に走行するには少しコツがいるのと同様、中心静脈からの投与は適切な技術と管理が求められます。目的地（治療の目標）と期間にあわせて、最適なルートを選ぶことが重要になります。

静脈栄養の投与ルート選択について

静脈栄養（PN）は、消化管を使用できない患者に対して、必要な栄養素を直接血管内に投与する方法です。その際、最適な投与ルートを選択することが非常に重要です。適切なルートを選択することで、治療効果を高め、副作用や合併症のリスクを軽減できます。本稿では、静脈栄養の代表的な投与ルートである「末梢静脈栄養（PPN）」と「中心静脈栄養（TPN）」の選択ポイントについて説明します。

1）末梢静脈栄養（PPN）

PPNは、比較的短期間で栄養サポートが必要な患者に適しています。末梢の静脈を通じて投与されるため、侵襲性が低く、中心静脈カテーテルを挿入する必要がありません。そのため、手技が簡便で感染リスクも低く抑えられます。ただし、末梢静脈は浸透圧に敏感であるため、高浸透圧の輸液を投与すると静脈炎や血管の損傷をひき起こす可能性があります。PPNでは低浸透圧の輸液に限定されることが多く、エネルギー供給量が制限されるため、長期間の栄養管理には不向きです。短期間のサポートが目的で、比較的良好な栄養状態を維持している患者に適しています（表1）。

表1 末梢静脈栄養（PPN）と中心静脈栄養（TPN）の選択のポイント

●末梢静脈栄養（PPN）選択のポイント
・栄養サポートが短期間（1～2週間程度）である
・患者の消化管が一部機能しているが、十分な経口摂取や経腸栄養がむずかしい
・浸透圧の低い輸液を使用できる（水分制限がない）

●中心静脈栄養（TPN）選択のポイント
・栄養サポートが長期間（数週間以上）必要
・患者の消化管が機能しておらず、経腸栄養やPPNによる栄養サポートでは対応がむずかしい
・高浸透圧の輸液を使用する必要がある（水分制限がある）

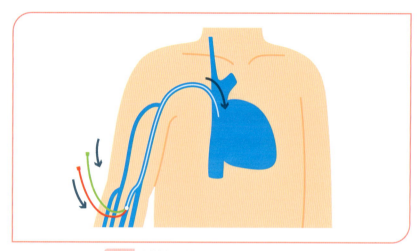

図　末梢挿入型中心静脈カテーテル（PICC）

2）中心静脈栄養（TPN）

　TPNは、長期にわたる栄養管理や、高度な栄養サポートが必要な患者に適しています。中心静脈カテーテルを介して栄養素を直接大静脈に投与するため、末梢静脈よりも高濃度の輸液を使用することができ、大量のエネルギーやたんぱく質、電解質を効率的に補給することが可能です。一方で、中心静脈カテーテルの挿入は侵襲的であり、感染リスクや血栓形成のリスクが高まります。そのため、長期的な栄養サポートが必要な場合や、消化管が完全に使用できない場合に慎重に選択されます（表1）。

　最近では、中心静脈カテーテルのなかでも末梢挿入型中心静脈カテーテル（PICC）を使って栄養サポートを行う事例が増えてきました。PICCとは末梢静脈から挿入し、心臓付近の大静脈まで達するタイプのカテーテルであり、中心静脈カテーテルの利点を保持しつつ、挿入手技が比較的容易であるという特徴があります（図）。PICCは感染リスクが比較的低く、長期間にわたる栄養管理が必要な場合に有効です。また、末梢からの挿入が可能であるため、重度の出血リスクを伴う患者にも適しています。

表2 末梢静脈栄養（PPN）と中心静脈栄養（TPN）のまとめ

	末梢静脈栄養法（PPN）	中心静脈栄養法（TPN）
目的	短期間、または低濃度の栄養補給	長期間、または高濃度の栄養補給
投与期間	1～2週間程度	数週間～数ヵ月
投与熱量	500～800kcal/日	1,500～2,500kcal/日以上
輸液の種類	水・電解質輸液 5～10％糖液 アミノ酸製剤 脂肪乳剤	TPN用輸液 20～50％糖液 アミノ酸製剤 脂肪乳剤
侵襲度	比較的低い	比較的高い
合併症のリスク	低い	高い（感染、塞栓、気胸など）
医療費	安価	高価（管理コストも高額）

ルート選択時の注意点

　静脈栄養の投与ルートを選択する際には、患者の栄養状態、投与期間、輸液の浸透圧、合併症のリスク、および医療費を考慮することが重要です（表2）。また、PPNとTPNの併用が可能な場合もあります。たとえば、短期間で中心静脈カテーテルの挿入が困難な場合には、PPNで一時的に栄養を補給し、その後TPNに移行することも選択肢となります。管理栄養士としても、医師や薬剤師と連携し、最適な栄養サポートを提供するために、ルート選択の基本を理解しておくことが重要です。

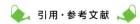
引用・参考文献

1）日本静脈経腸栄養学会編．"栄養療法の種類と選択"．静脈経腸栄養ガイドライン．第3版．東京，照林社，2013，13-23．

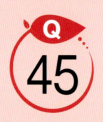

Q45 生理食塩液とは？ いつ使うの？

地方独立行政法人府中市病院機構府中市民病院薬剤部科長 **奥本真史** おくもと・しんじ

ズバリお答えします！

生理食塩液の注射薬は、細胞外液欠乏時、ナトリウム欠乏時、クロール欠乏時に使用します。もっとも単純な細胞外液補充液で、0.9％の塩化ナトリウム（NaCl）を含有します。抗生物質（抗菌薬）などの各種注射薬の溶解希釈剤として用います。生理食塩液を外用としては、皮膚・創傷面・粘膜の洗浄・湿布、含嗽・噴霧吸入薬として気管支粘膜洗浄・喀痰の排出促進を目的に使用します。そのほか、医療用器具の洗浄や透析回路の洗浄などにも大量に使用されます。

体液の分布

体内の総体液量（TBW）は体重の約60％（女性は50％とする場合もある）であり、その総体液量の1/3が細胞外液（ECF）、2/3が細胞内液（ICF）です。さらに細胞外液の1/4が血漿（plasma water）、3/4が間質液（ISF）です。生理食塩液は、溶液中に含まれる電解質（ナトリウムイオン［Na^+］、クロールイオン［Cl^-］）が細胞膜を自由に通過できないため、細胞外液のみに分布します[1〜3]。

生理食塩液の特徴

生理食塩液は、0.9％の塩化ナトリウム（NaCl）を溶解することで浸透圧を調整した等張液です。ナトリウム154mEq/L、クロール154mEq/Lを含有し、カリウム（K）や重炭酸イオン（HCO_3^-）などほかのイオンを含みません[1〜3]。血清とナトリウムやクロールの濃度とは異なりますが、血清の総mEq/Lが同じであるため、生理食塩液とよばれています（**表**）[4]。

また、生理食塩液は5％ブドウ糖液と同様に輸液製剤の基本であり、そのほかの輸液製剤は生理食塩液と5％ブドウ糖液を基本に作製されています。生理食塩液を大量に投与すること、また急速投与することで、血清電解質異常やうっ血性心不全、浮腫、アシドーシスなどの副作

表　血漿と生理食塩液（文献4を参考に作成）

	Na$^+$	K$^+$	Ca^{2+}	Mg^{2+}	Cl$^-$	HCO$_3^-$
血漿	142	4	5	3	104	24
生理食塩液	154	0	0	0	154	0

（単位はすべてmEq/L）

用が起こることがあります。

生理食塩液を投与する際の注意点

　心臓・循環器系機能障害のある患者は、循環血液量の増加により、症状が悪化するおそれがあります。腎機能障害患者は、水分、塩化ナトリウムの過剰摂取に陥りやすく、症状が悪化するおそれがあります。高齢者は、一般的に生理機能が低下しているため、投与速度を緩徐にし、減量するなどの注意が必要です。

生理食塩液の用途

　生理食塩液は0.9％の食塩を含有するもっとも単純な組成の輸液として、細胞外補充液として用いられます。輸液以外にもいろいろな用途があり、抗生物質（抗菌薬）などの各種注射薬の溶解希釈剤として用いられます。外用としては、等張であることから組織刺激性も少なく、皮膚・創傷面・粘膜の洗浄に用いられ、手術室や病棟などでの利用も多いです。また含嗽・噴霧吸入薬として気管支粘膜洗浄、喀痰の排出を促進させるためにも使用されます。

　そのほか、医療用器具の洗浄にも使用され、さらには透析回路の洗浄などにも大量に使用されます。そのため、製品としての種類も多く存在します。たとえば、5mL、20mL、50mL、100mL、500mL、1,000mLなどラインナップも多く、100mLはキット製剤もつくられています。たとえば、抗生物質（抗菌薬）のバイアルの溶解などを容易にし、投与する薬剤の確認もできます。製品によっては、医療安全にも貢献しています。

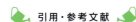
引用・参考文献

1) 成田勇樹. 病態生理から見極める輸液・体液管理：輸液製剤の使い分け. 月刊薬事. 62（11）, 2020, 2149-53.
2) 藤田陽子ほか. 病態生理から見極める輸液・体液管理：輸液・体液管理の実際. 前掲書1）. 2143-8.
3) 谷澤雅彦. 基本輸液製剤の種類と使い分け. 月刊薬事. 59（5）, 2017, 917-26.
4) 大塚製薬工場. 大塚生食注添付文書. 2023年5月改訂（第1版）.（2024年10月閲覧）.

Q 46 細胞外液補充液はいつ使うの？ どのような種類があるの？

地方独立行政法人府中市病院機構府中市民病院薬剤部科長 **奥本真史** おくもと・しんじ

ズバリお答えします！

　細胞外液補充液（等張電解質輸液）は、細胞外液量が減少したときに使用します。喪失する体液の組成がどのようなものでも、細胞外液量の減少は生じます。とくに電解質の多い体液の喪失には、手術やけがによる出血、大量の嘔吐や下痢があります。また、救急搬送された患者などのルート確保にも使用します。乳酸、酢酸、重炭酸がアルカリ剤として加えられており、カリウム（K）4mEq/L、カルシウム（Ca）3mEq/L 程度を有し、陰イオンとして乳酸、酢酸、重炭酸で調整されているため、クロール（Cl）イオン濃度は生理食塩液より低いです。

脱水とは

　脱水とは一般的に体液量の欠乏のことです。これには細胞外液量減少（volume depletion）と細胞内液量減少（dehydration）とがあり、この 2 つがともに欠乏している場合もあります。

　喪失する体液の組成がどのようなものでも細胞外液量の減少は生じますが、とくに電解質の多い体液の喪失には、手術やけがによる出血、大量の嘔吐や下痢があります。細胞外液には循環血漿や細胞間質液があり、循環血漿量の減少により血圧低下（起立性変化）や頻脈といった循環不全症状や、間質液減少による皮膚ツルゴール低下や腋窩乾燥などが出現します。体液喪失後の血清ナトリウム濃度が正常（等張性脱水症）、あるいは低下（低張性脱水症）している場合には、細胞内液よりも細胞外液の喪失がほとんどです。よって、適切な輸液製剤は、主として細胞外のみに分布する等張電解質輸液（細胞外液補充液）になります[1~3]。

細胞外液補充液の特徴

　細胞外液の浸透圧と等しい輸液製剤を「等張電解質輸液」とよびます。等張電解質輸液の浸透圧は細胞外液の浸透圧と等しいので、投与した輸液は細胞内へは移動せず、細胞外に分布す

表　基本的の輸液の電解質組成（文献 4 〜 8 を参考に作成）

等張電解質輸液	製品名	Na$^+$	K$^+$	Ca^{2+}	Cl$^-$	乳酸酢酸	熱量
生理食塩液	生食注	154			154		
乳酸リンゲル液	ラクテック®注	130	4	3	109	L-Lactate 28	
乳酸リンゲル液	ラクテック®G 輸液	130	4	3	109	L-Lactate 28	200
酢酸リンゲル液	ヴィーン®F 輸液	130	4	3	109	CH$_3$COO$^-$ 28	
酢酸リンゲル液	ヴィーン®D 輸液	130	4	3	109	CH$_3$COO$^-$ 28	200

（電解質単位：mEq/L　熱量単位：kcal/L）

ることで細胞外液量を増加させます。そのため「細胞外液補充液」ともよばれ、血管内や間質に水分・電解質を補給できる輸液です。

　細胞外液補充液には乳酸、酢酸、重炭酸がアルカリ剤として加えられています。カリウムを4mEq/L、カルシウムも 3mEq/L 程度含有しており、陰イオンとして乳酸、酢酸、重炭酸が調整されているため、クロールイオン濃度は生理食塩液よりも低いです。グルコース、ソルビトール、マルトースなどの糖が含有されている製品もあり、多少熱量（エネルギー）が含まれています。

　また、救急搬送された患者などのルート確保に使用することもあります。これは含有されているカリウムが 4mEq/L と少ないこともありますが、血液検査など必要な検査を行った後は、適正な輸液に変更する必要があります。

1）輸液に用いられる糖質

　ブドウ糖、フルクトース、ソルビトール、キシリトールなどの単糖類とマルトースの二糖類があります。製品によって使用されている糖質は異なります。熱量としては 200kcal/L 程度の製品が多いです。

2）乳酸リンゲル液と酢酸リンゲル液の違い

　乳酸ナトリウムは、おもに体内（おもに肝臓）で代謝され、重炭酸イオン（HCO$_3$$^-$）となり、アシドーシスを補正します。酢酸リンゲル液は、全身で代謝され、重炭酸イオンを生じます。

3）基本的な等張電解質輸液の電解質組成

　輸液の電解質組成について表[4〜8]に示します。等張電解質輸液には、このほかにもさまざまな名称があります。製剤の添付文書には電解質などの組成について表記されています。等張電解質輸液を使用する際に確認すると便利です。

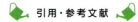
引用・参考文献

1) 成田勇樹. 病態生理から見極める輸液・体液管理：輸液製剤の使い分け. 月刊薬事. 62（11），2020，2149-53.
2) 藤田陽子ほか. 病態生理から見極める輸液・体液管理：輸液・体液管理の実際. 前掲書1）. 2143-8.
3) 谷澤雅彦. 基本輸液製剤の種類と使い分け. 月刊薬事. 59（5），2017，917-26.
4) 大塚製薬工場. 大塚生食注添付文書. 2023年5月改訂（第1版）.（2024年10月閲覧）.
5) 大塚製薬工場. ラクテック®注添付文書. 2023年3月改訂（第1版）.（2024年10月閲覧）.
6) 大塚製薬工場. ラクテック®G輸液注添付文書. 2023年3月改訂（第1版）.（2024年10月閲覧）.
7) 扶桑薬品工業. ヴィーン®F輸液添付文書. 2022年10月改訂（第1版）.（2024年10月閲覧）.
8) 扶桑薬品工業. ヴィーン®D輸液添付文書. 2022年10月改訂（第1版）.（2024年10月閲覧）.

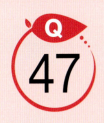

Q47 電解質輸液製剤はいつ使うの？どのような種類があるの？

地方独立行政法人府中市病院機構府中市民病院薬剤部科長　**奥本真史** おくもと・しんじ

ズバリお答えします！

電解質輸液製剤の投与目的は、水と電解質の補充です。体全体の体液が失われた状態（病気で食事ができない状況が持続しているとき、熱中症などによって体液が徐々に失われたとき）で用います。基本的には、生理食塩液と5％ブドウ糖液を組み合わせて作製しており、1号輸液から4号輸液まであります。1号輸液に近いほど生理食塩液の割合が多く、ナトリウムの補給効果が大きく、4号輸液に近いほど5％ブドウ糖液の割合が多く、水分補給効果が大きいです。

電解質輸液製剤の特徴

細胞外液の浸透圧よりも低い輸液製剤を「低張電解質輸液」とよびます。低張電解質輸液の浸透圧も細胞外液の浸透圧と等しくなるように調整されています。しかし、浸透圧を等張にするために配合されているブドウ糖は、生体内に入ると速やかに自由水へと代謝されるため、結果的には細胞外液の浸透圧よりも低い輸液を投与したことになります。そのため、低張電解質輸液は細胞内液を含む体全体に水分を補給することができる輸液です。体全体の体液が失われた状態とは、病気で食事ができない状況が持続しているときや、熱中症などによって体液が徐々に失われた状態をいい、この場合は低張電解質輸液が用いられます[1〜3]。

低張電解質輸液には、1号輸液から4号輸液まであります。この違いは、基本的に生理食塩液と5％ブドウ糖液の割合の違いであり、1号輸液に近いほど生理食塩液の割合が多く、ナトリウムの補給効果が大きく、4号輸液に近いほど5％ブドウ糖液の割合が多く、水分補給効果が大きいです。低張電解質輸液投与後の分布は1号輸液から4号輸液でそれぞれ異なります。低張電解質輸液の種類と特徴を**表1**[1〜3]に示します。

表 1 低張電解質輸液の種類と特徴（文献 1 ～ 3 を参考に作成）

● 1 号輸液（開始液）
 ・電解質組成：Na 77 ～ 90mEq/L、Cl 70 ～ 77 mEq/L
 ・1 号輸液 1L ＝生理食塩液 500mL ＋ 5％ブドウ糖液 500mL
      ＝ 1/2 生理食塩液
      ＝ 1/2 ブドウ糖液
 ・1 号液は 1/2 生理食塩液と覚える。カリウムを含まず、ブドウ糖液が含有されていることから腎機能障害や透析患者の維持液のベースとして使用されることが多い。
 ・1L 輸液すると、細胞内に 333mL、間質に 500mL、血管内に 167mL 投与したことになる。

● 2 号輸液（脱水補給液）
 ・電解質組成：Na 60 ～ 84mEq/L、K 20 ～ 30mEq/L、Cl 49 ～ 66mEq/L
 ・細胞内に多い電解質を含み、おもに低カリウム血症や細胞内電解質が不足する脱水に用いられる。使用する機会は少ない。

● 3 号輸液（維持液）
 ・電解質組成：Na 35 ～ 50mEq/L、K 20 ～ 25mEq/L、Cl 35 ～ 50 mEq/L
 ・糖質を含有しており、熱量も 200kcal/L 程度補給できる。
 ・3 号輸液 1L ＝生理食塩液 333mL ＋ 5％ブドウ糖液 666mL
      ＝ 1/3 生理食塩液
      ＝ 2/3 ブドウ糖液
 ・3 号輸液は 1/3 生理食塩液と覚える。
 ・1L 輸液すると、細胞内に 444mL、間質に 416mL、血管内に 139mL 投与したことになる。
 ・維持輸液といわれるが、病態を考えずに 3 号輸液の処方を継続してはならない。

● 4 号輸液（術後回復液）
 ・電解質組成：Na 30mEq/L、Cl 20Eq/L
 ・4 号輸液 1L ＝生理食塩液 200mL ＋ 5％ブドウ糖液 800mL
      ＝ 1/5 生理食塩液
      ＝ 4/5 ブドウ糖液
 ・4 号輸液は 1/5 生理食塩液と覚えるが、使用する機会は少ない。
 ・1L 輸液すると、細胞内に 533mL、間質に 350mL、血管内に 116mL 投与したことになる。

輸液の考え方 [1～3]

　輸液の選択とともに重要なのが、どのくらい輸液を投与するかという量的な問題があります。1 日に必要な輸液量は以下のように表すことができます。

● **1 日に必要な輸液量＝維持輸液＋補充輸液量**

　維持輸液量は体内の恒常性を維持するための輸液であり、補充輸液量は何らかの原因により不足した体内の水分や電解質を補うための輸液とされています。生体内では、水分摂取量（intake）と水分排泄量（output）のバランスを保つことで体の恒常性が維持されています。そのため食事や飲水による水分摂取ができない場合は、輸液で補給しなければなりません。これが維持輸液に該当し、その輸液量は以下の式に表されます。

● **維持輸液量＝尿量＋不感蒸泄（15mL/kg/ 日）－代謝水（5mL/kg/ 日）**

　　　　　＝予測尿量＋ 10mL/kg/ 日

　※代謝水：物質が代謝されることにより体内に生じる水

表2 基本的な電解質輸液製剤の組成（文献4〜7を参考に作成）

低張電解質輸液	製品名	Na^+	K^+	Cl^-	熱量
1号輸液	ソリタ®-T1号輸液	90	0	70	104
2号輸液	ソリタ®-T2号輸液	84	20	66	128
3号輸液	ソリタ®-T3号輸液	35	20	35	172
4号輸液	ソリタ®-T4号輸液	30	0	20	172

（電解質単位：mEq/L　熱量単位：kcal/L）

予測尿量に対しては、不確定要素が多いため、通常は前日の尿量を参考にするのが一般的です。一方、補充輸液量は欠乏量と予測喪失量（滲出液、吸引液、嘔吐、下痢など）から求められ、以下のように表すことができます。

● 補充輸液量＝欠乏量＋予測喪失量

補充輸液量は、さまざまな要因によって不足する水分量を表しており、維持輸液に負荷して補う必要があります。不足する水分量の推測は、体重変化が簡便で有力な情報源ですが、そのほかにもさまざまな推測方法があります。しかし、推測した値はあくまで指標でしかなく、総合的な評価が必要です。

また、末梢静脈投与では、熱量（エネルギー）は不足しています。患者の状態や血液検査数値や各種検査項目を十分考慮して、投与量などを決定することが重要です。基本的な電解質輸液製剤の組成を表2[4〜7]に示します。低張電解質輸液には、このほかにもさまざまな名称があります。製剤の添付文書に電解質などの組成について表記されています。低張電解質輸液を使用する際に確認すると便利です。

引用・参考文献

1) 成田勇樹. 病態生理から見極める輸液・体液管理：輸液製剤の使い分け. 月刊薬事. 62 (11), 2020, 2149-53.
2) 藤田陽子ほか. 病態生理から見極める輸液・体液管理：輸液・体液管理の実際. 前掲書1). 2143-8.
3) 谷澤雅彦. 基本輸液製剤の種類と使い分け. 月刊薬事. 59 (5), 2017, 917-26.
4) 陽進堂. ソリタ®-T1号輸液添付文書. 2023年10月改訂（第1版）.（2024年10月閲覧）.
5) 陽進堂. ソリタ®-T2号輸液添付文書. 2023年10月改訂（第1版）.（2024年10月閲覧）.
6) 陽進堂. ソリタ®-T3号輸液添付文書. 2023年10月改訂（第1版）.（2024年10月閲覧）.
7) 陽進堂. ソリタ®-T4号輸液添付文書. 2023年10月改訂（第1版）.（2024年10月閲覧）.

Q48 末梢静脈栄養輸液製剤には どのような種類があるの？

社会医療法人寿楽会大野記念病院薬剤部　**森住誠** もりずみ・まこと

ズバリお答えします！

　末梢静脈栄養輸液（PPN）は、経口摂取が十分でないときに、腕などの細い血管から投与する栄養輸液です。わが国では、ブドウ糖、アミノ酸、電解質を基本としたキット製剤が汎用されています。さらに、水溶性ビタミンや脂肪を含有したものもあります。PPNとして投与できるエネルギー量は1日あたり800〜1,000kcal程度までなので、2週間以上の長期静脈栄養や高度低栄養患者には不適です。投与中は、静脈炎やカテーテル関連血流感染症（CRBSI）などに注意が必要です[1]。

末梢静脈栄養輸液製剤の基本組成

　本稿では、アミノ酸を含む輸液製剤を末梢静脈栄養輸液（PPN）製剤とよぶこととします。500mLあたり100kcalにも満たない低張電解質輸液は栄養輸液とはいえません。国内で使用可能なPPN製剤の組成の特徴を**表**[2〜6]に示します。共通する点は、ブドウ糖濃度7.5％、アミノ酸濃度3％、ビタミンB_1と亜鉛を含有し、電解質は維持液組成というところです。パレプラス®輸液[5]はビタミンB_1以外の水溶性ビタミンを、エネフリード®輸液[6]は20％脂肪乳剤を含んでいる点も特徴です。筆者は1バッグ（500mL）あたり、「鮭おにぎり1個と500mLペットボトルのお茶1本分」とイメージしています。1日4本（2,000mL）投与しても、1日でおにぎり4個分です。栄養状態のよいみなさんでももの足りなさを感じるのなら、栄養不良患者ではなおさらなのがわかるかと思います。ちなみに、脂肪乳剤を加えると唐揚げ弁当に、水溶性ビタミン剤はつけあわせのサラダ、と考えています。

　末梢静脈から投与できる輸液の浸透圧は、血液の浸透圧の約3倍までといわれており、すべてのPPN製剤の浸透圧比は約3となっています。

　すべてのPPN製剤はマルチバッグ製剤となっており、隔壁を開通することで無菌的にバッグ内が混合される仕様になっています。これは糖とアミノ酸によるメイラード反応を防止する

150　Nutrition Care 2024 冬季増刊

表 各 PPN 製剤の組成の特徴 （文献 2 ～ 6 を参考に作成）

	ツインパル®輸液 (500mL あたり)	ビーフリード®輸液 (500mL あたり)	パレセーフ®輸液 (500mL あたり)	パレプラス®輸液 (500mL あたり)	エネフリード®輸液 (550mL あたり)
総エネルギー（kcal）	210	210	210	210	310
ブドウ糖（g）	37.5 (7.5%)	37.5 (7.5%)	37.499 (7.5%)	37.499 (7.5%)	37.5 (6.8%)
アミノ酸（g）	15（3%）	15（3%）	15（3%）	15（3%）	15（3%）
脂肪（g）	0	0	0	0	10（1.8%）
ビタミン	なし	B₁のみ	B₁のみ	B_1、B_2、B_6、B_{12}、C、ニコチン酸アミド、パンテノール、ビオチン、葉酸	B_1、B_2、B_6、B_{12}、C、ニコチン酸アミド、パンテノール、ビオチン、葉酸
微量元素	亜鉛のみ	亜鉛のみ	亜鉛のみ	亜鉛のみ	亜鉛のみ
浸透圧比	約3	約3	約3	約3	約3
pH	約6.9	約6.7	約6.7	約6.9	約6.4

第4章 静脈栄養

ための工夫ですが、利便性が高い反面、隔壁開通忘れの事故報告が絶えません。パレプラス®輸液のように、隔壁開通しないと物理的に投与できない製剤もあります。

PPN が適応となる患者

　PPN は、比較的栄養状態が良好な患者が消化管手術などで一時的に経口摂取ができない（もしくは低下する）場合や、一定量の経口摂取はできているが食欲不振で摂取量が十分でない場合、消化管出血や炎症性腸疾患などで消化管の安静が必要な場合などがよい適応となります。いずれの場合でも、PPN だけでは 1 日の必要エネルギー量を満たすことは困難なことが多く、長期化が予測される場合はリフィーディング症候群にも注意しながら、早期に中心静脈栄養への移行を検討することも必要です。

　なお、絶食下で PPN を開始した患者が、絶食指示が解除されたからといっても、安定して十分量の食事がとれるかはわかりません。絶食下による負のエネルギーバランスを鑑み、ある程度経口摂取が安定されるまでは、PPN の継続を考慮することも大切です。

PPN の注意点

　末梢静脈から投与可能な浸透圧比に設計された PPN 製剤ですが、それでも浸透圧比 1 である低張電解質輸液などに比べると圧倒的に高い浸透圧です。末梢静脈は細くて脆弱なため、

Nutrition Care 2024 冬季増刊　**151**

PPNの投与は静脈炎や皮膚潰瘍を起こすリスクがあります。できるだけ太い血管、細い留置針を用いるなどの配慮と、こまやかな刺入部の観察が必要です。

また、カテーテル関連血流感染症（CRBSI）も軽視してはなりません。PPNでのCRBSIは起こりにくいと考えられがちですが、中心静脈栄養と比べて浸透圧比が低く、中性寄りのpHであるため、コンタミネーション（細菌の混入）により、急激に細菌増殖を来します[1]。PPNはマンパワーやコスト面から、無菌調製されず、インラインフィルターを通さずに投与する施設が多いかと思います。CRBSIのリスクを少しでも減らすため、可能な限りPPNバック製剤への薬剤の混注は避けたほうがよいでしょう。

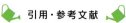
引用・参考文献

1) 寺坂勇亮. 静脈栄養における医療安全. 日本静脈経腸栄養学会雑誌. 34（3）, 2019, 154-8.
2) 陽進堂. ツインパル®輸液添付文書. 2023年4月改訂（第1版）.（2024年10月閲覧）.
3) 大塚製薬工場. ビーフリード®輸液添付文書. 2022年12月改訂（第1版）.（2024年10月閲覧）.
4) 陽進堂. パレセーフ®輸液添付文書. 2023年4月改訂（第1版）.（2024年10月閲覧）.
5) 陽進堂. パレプラス®輸液添付文書. 2023年4月改訂（第1版）.（2024年10月閲覧）.
6) 大塚製薬工場. エネフリード®輸液添付文書. 2020年11月改訂（第2版）. 2020年9月作成.（2024年10月閲覧）.

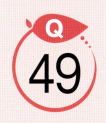

Q49 高カロリー輸液製剤にはどのような種類があるの？

社会医療法人寿楽会大野記念病院薬剤部　**森住誠** もりずみ・まこと

ズバリお答えします！

高カロリー輸液製剤は、糖質、アミノ酸、電解質、ビタミンを基本としたトリプルバッグ製剤や、微量元素を加えたクワッドバッグ製剤が汎用されています。中心静脈から高濃度の輸液を投与することで、経腸栄養が適応とならない患者の栄養状態の維持・向上を目的に施行されます。キット製剤は投与設計や調製面で利便性がある一方、そのまま投与すると画一的なメニューになりがちです。製剤間の組成の違いを理解したうえで、アミノ酸、脂質、電解質など、患者ごとにカスタマイズしていくことも必要です。

高カロリー輸液の概要と各製剤の特徴

　高カロリー輸液は、末梢静脈栄養輸液（PPN）よりも高濃度の栄養素を含み、高浸透圧となっているため、先端が中心静脈という太い血管にアクセスしている中心静脈カテーテルから投与します。そのため、中心静脈栄養（TPN）製剤ともよばれます。PPN同様、ワンバッグで簡便な投与が可能な製剤ですが、同一製剤内に複数の規格があることも特徴の一つです。エネルギーの低いものから順に1号、2号、製剤によっては3号まであります。低張電解質輸液でいうところの1号（開始液）や3号（維持液）と少し意味合いは異なりますが、基本的には低濃度の1号から開始し、忍容性を確認しながら2号または3号まで上げていきます。おもな製剤の組成を表にまとめました[1〜5]。

1）ミキシッド®L・H輸液

　TPNキット製剤で唯一脂肪を含有しているのが特徴です。脂肪乳剤投与漏れの回避に有用ですが、在宅療法では使用できません。また、インラインフィルターの使用および抗菌薬などの側注もしてはなりません。

2）フルカリック®1号・2号・3号輸液

　ブドウ糖、アミノ酸、電解質、水溶性ビタミンを配合したトリプルバッグタイプの製剤です。

表 代表的な TPN 製剤の 1 袋あたりの組成 （文献 1〜5 を参考に作成）

	ミキシッド®		フルカリック®			エルネオパ®NF		ワンパル®		キドパレン®
	L	H	1号[*1]	2号[*1]	3号	1号[*1]	2号[*1]	1号[*1]	2号[*1]	
水分（mL）	900	900	903	1,003	1,103	1,000	1,000	800	800	1,050
エネルギー（kcal）	700	900	560	820	1,160	560	820	560	840	1,500
ブドウ糖（g）	110	150	120	175	250	120	175	120	180	342.2
アミノ酸（g）	30	30	20	30	40	20	30	20	30	32.847 腎不用組成
脂質（g）	15.6	19.8	0	0	0	0	0	0	0	0
Na^+（mEq）	35	35	50	50	50	50	50	50	50	50
K^+（mEq）	27	27	30	30	30	22	27	25	30	0
Mg^{2+}（mEq）	5	5	10	10	10	4	5	6	6	6
Ca^{2+}（mEq）	8.5	8.5	8.5	8.5	8.5	4	5	8	8	6
Cl^-（mEq）	44	40.5	49	49	49	50	50	50	50	40
$Acetate^-$（mEq）	25	25	11.9	11.9	11.9	39	48	29	40	18
$L\text{-}Lactate^-$（mEq）	–	–	30	30	30	11	14	5.2	4.6	16
$Gluconate^-$（mEq）	8.5	8.5	8.5	8.5	8.5	–	–	–	–	0
$Citrate^-$（mEq）	–	–	–	–	–	8	12	11.7	14.4	9
P（mg）	150	200	250	250	250	157	187	248[*2]	248[*2]	0
ビタミン	なし	なし	A、B_1、B_2、B_6、B_{12}、C、D、E、K、ニコチン酸アミド、パンテノール、葉酸、ビオチン			A、B_1、B_2、B_6、B_{12}、C、D、E、K、ニコチン酸アミド、パンテノール、葉酸、ビオチン		A、B_1、B_2、B_6、B_{12}、C、D、E、K、ニコチン酸アミド、パンテノール、葉酸、ビオチン		A、B_1、B_2、B_6、B_{12}、C、D、E、K、ニコチン酸アミド、パンテノール、葉酸、ビオチン
微量元素	なし	なし	亜鉛のみ			鉄、マンガン、亜鉛、銅、ヨウ素		鉄、マンガン、亜鉛、銅、ヨウ素		亜鉛のみ

＊1 総量が複数規格ある製剤は、最小容量のものを記載
＊2 1mg ＝ 0.3229mmol として換算
※キドパレン®は執筆時点（2024 年 10 月 1 日）では製造販売承認のみ

3号はエネルギー含有量が 1kcal/mL と高濃度となっています。亜鉛を除く微量元素は含んでいませんが、鉄過剰症を避けたい場合には便利な製剤です。

3）エルネオパ®NF1 号・2 号輸液

　ブドウ糖、アミノ酸、電解質、ビタミン、微量元素を配合した世界初のクワッドバッグタイ

プ（小部屋が４つ）の製剤です。0.8kcal/mL であり、追加で水分を負荷する必要性は少ないです。2,000mL 投与しないとビタミン、微量元素は１日必要量に満たないため、小柄な体格の患者への長期投与時は欠乏症に注意しましょう。

4）ワンパル®１号・２号輸液

栄養組成はエルネオパ®NF1 号・２号輸液とほぼ同じですが、急性期疾患で併用するさまざまな注射薬の液量を想定し、水分を絞った製剤です。水分は少ないですがカリウム含有量がやや多くなっています。

便利なキット製剤も万能ではない！ 欠乏症に注意

TPN 製剤には、カルニチンやセレンは含まれていません。そのため長期 TPN 時には、欠乏症による心機能障害や貧血といったリスクが高まります。これらは現在注射製剤が販売されていますので、必要に応じて投与を検討しましょう。また、ミキシッド®L・H 輸液を除き、脂肪は含まれていません。脂肪に関しては Q50（156 ページ）を参照してください。

腎不全患者には禁忌！ しかし透析患者では使用可能

TPN キット製剤に含まれるアミノ酸は腎不全患者向けではありません。高度腎障害患者に対するアミノ酸の過剰負荷は、腎障害のさらなる進展や尿毒症物質の蓄積が懸念されるため禁忌となっています。そのため、50%または 70%ブドウ糖液に腎不全用アミノ酸輸液を混合するなど、オリジナルメニューで対応します。ただし透析患者ではそれらを心配する必要がなく、アミノ酸の必要量が保存期よりも多くなるため、腎不全用ではない一般用アミノ酸輸液製剤を混合することができます。TPN キット製剤も使用可能ですが、水分やカリウムが過剰にならないよう注意しましょう。2024 年 9 月に、腎不全用アミノ酸を含有した TPN 製剤、キドパレン®輸液の製造承認がおりました。カリウム、リンを含んでおらず、保存期慢性腎臓病患者では選択肢の幅が広がることが期待できるでしょう。

引用・参考文献

1）大塚製薬工場. ミキシッド®L・H 輸液. 2022 年 10 月改訂（第 1 版）.（2024 年 10 月閲覧）.
2）テルモ. フルカリック®1 号・2 号・3 号輸液. 2023 年 10 月改訂（第 2 版）.（2024 年 10 月閲覧）.
3）大塚製薬工場. エルネオパ®NF1 号・2 号輸液. 2024 年 9 月改訂（第 2 版）.（2024 年 10 月閲覧）.
4）陽進堂. ワンパル®1 号・2 号輸液. 2023 年 4 月改訂（第 1 版）.（2024 年 10 月閲覧）.
5）大塚製薬工場. キドパレン®輸液. 2024 年 9 月改訂（第 1 版）.（2024 年 10 月閲覧）.

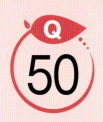

Q50 脂肪乳剤はなぜ投与するの？投与速度は？

社会医療法人寿楽会大野記念病院薬剤部　**森住誠** もりずみ・まこと

ズバリお答えします！

静脈栄養時に糖質のみで必要エネルギーの確保をめざすと、水分量が多くなったり、糖質過多による脂肪肝を発症したりするリスクがあります。加えて、皮膚乾燥などを特徴とする必須脂肪酸欠乏症となるおそれもあります。脂肪乳剤は、エネルギー密度が高いため、水分量を抑えつつ効率的にエネルギーを補給することができます。ただし、脂肪乳剤はゆっくり投与しないとうまく代謝されないので、0.1g/kg/時未満の投与速度が推奨されています[1]。

脂肪乳剤の必要性

　脂質は、糖質、たんぱく質と並んで三大栄養素の一つです。1gあたり9kcalの効率的なエネルギー源というだけでなく、細胞膜の構成や生理活性物質（プロスタグランジン、ロイコトリエン）の前駆物質であるなど、さまざまな生体内での役割があります。われわれが口から食事を摂取する際、脂肪を完全に除去することは不可能に近く、脂質が欠乏することはないでしょう。また、脂肪の必要量は1日の総エネルギー量の20〜30％程度、もしくは体重あたり1g程度が目安といわれています。しかしながら、Q48（150ページ）、Q49（153ページ）で紹介したように、ほとんどの静脈栄養輸液製剤（PPN）は脂質が含まれていません。本稿では、脂肪を投与しない静脈栄養のデメリットや、投与速度の注意点を紹介します。

無脂肪静脈栄養のデメリット（脂肪肝、水分過剰、必須脂肪酸欠乏症）

　脂肪を投与せず糖質中心に必要エネルギーを確保しようとすると、糖質過剰となり、インスリン分泌が亢進します。インスリンには、糖新生の抑制や脂質合成の促進といった作用があり、肝臓内で脂肪が蓄積します。また、汎用されている静脈栄養輸液のキット製剤は、1mLあたり1kcal程度です。高齢者や水分制限が必要な慢性腎臓病、心不全患者などは、キット製剤の

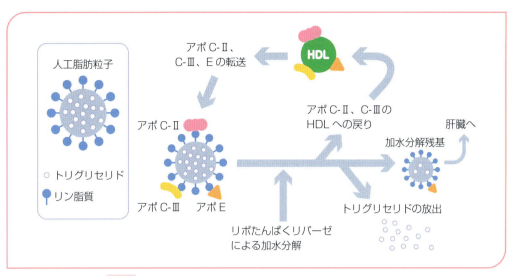

図1　人工脂肪粒子の代謝とリポたんぱく化（文献2を参考に作成）

人工脂肪粒子は多数のトリグリセリド分子で構成され、その周りを1層のリン脂質で覆われている。HDLよりアポたんぱくC-Ⅱ、C-Ⅲ、Eの転送を受けて、血管内でリポたんぱくリパーゼによる加水分解を受けトリグリセリドが放出される。アポC-Ⅱ、C-ⅢはHDLへ戻り、Eは加水分解残基に残り、肝臓で処理される。

みでエネルギー量を調整すると、水分負荷の問題が起こります。20％脂肪乳剤は100mLあたり200kcalのエネルギー投与が可能なので、水分負荷の面でも利便性は高いでしょう。

　糖質過剰では脂質合成が亢進すると述べましたが、体内で合成できない脂肪酸もあります。それを必須脂肪酸とよび、欠乏すると魚鱗癬といわれる皮膚障害や乾燥皮疹、脱毛、成長障害、免疫不全などが起こり得ます。成人では4週間で出現するといわれています。必須脂肪酸欠乏症予防の場合、脂肪乳剤は週2～3回でよいという考え方もありますが、それでは栄養バランスとして適切とはいえません。Q51（159ページ）も参考にし、基本的には連日投与を検討すべきです。

適切な投与速度とは？

　脂肪乳剤の中身は人工脂肪粒子という生体内に存在しないもので、そのままでは異物として認識されてしまい、エネルギー源にはなりません。人工脂肪粒子が代謝を受けるには、目印が必要です。それが、高比重リポたんぱく（HDL）から供与されるアポたんぱくです。アポたんぱくを受けとった人工脂肪粒子は、血管壁にあるリポたんぱくリパーゼ（LPL）により加水分解を受け、トリグリセリドが放出されることで、生体内で利用されます（図1）[2]。HDLからのアポたんぱくの転送スピードには限界があり、急速に脂肪乳剤を投与するとアポたんぱくの供給が追いつかず、高トリグリセリド血症となるほか、異物として認識された人工脂肪粒子が網内系に取り込まれ、免疫機能に影響を与えるおそれがあります。

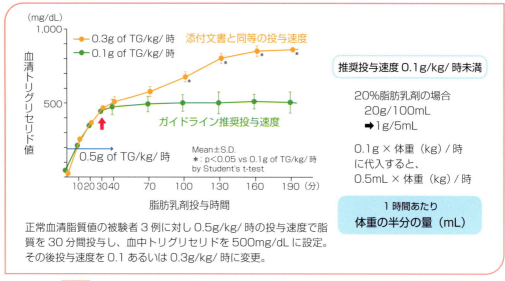

図2 脂肪乳剤の投与速度別、血中トリグリセリドの推移（文献1、3、4を参考に作成）

電子添付文書では「20％脂肪乳剤250mLを3時間以上かけて」とありますが、これでは代謝が追いつかないため、0.1g/kg/時未満での投与速度がわが国のガイドラインでも推奨されています（図2）[1, 3, 4]。これは、20％製剤の場合、「体重の半分の量を1時間以上かけて投与すること」に相当します（体重50kgの場合、50÷2＝25→25mL/時）。ただし、このデータの元文献[3]では、0.12±0.02 g/kg/時と若干の誤差を認めていますので、基本的にはガイドラインを順守しつつも、臨床現場の状況にあわせて柔軟に対応しましょう。

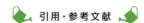

引用・参考文献

1) 日本静脈経腸栄養学会編．"静脈栄養製剤の種類と選択：Q9 脂肪乳剤の投与方法は？"．静脈経腸栄養ガイドライン．第3版．東京，照林社，2013，41-2．
2) 丸山道生．各種脂肪乳剤の特徴と代謝．外科と代謝・栄養．51（2），2017，63-72．
3) Iriyama, K. et al. Elimination rate of fat emulsion particles from plasma in Japanese subjects as determined by a triglyceride clamp technique. Nutrition. 12（2），1996，79-82. PMID：8724376.
4) 大塚製薬工場．イントラリポスの投与速度は？（https://www.otsukakj.jp/med_nutrition/qa/dikj/product/000210.php?qaid=360，2024年10月閲覧）．

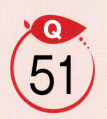

Q51 脂肪乳剤を投与してはいけないときは?

社会医療法人寿楽会大野記念病院薬剤部　**森住誠**　もりずみ・まこと

ズバリお答えします!

わが国で使用できる脂肪乳剤は、大豆由来の油を卵黄レシチンで乳化して水になじませているため、大豆や卵アレルギーの患者には使用できません。また、大豆油はおもにn-6系脂肪酸という炎症性サイトカインの前駆物質で構成されているため、集中治療室（ICU）に入室するような急性期疾患下での使用は避けたほうがよいとされています。なお、電子添付文書では血栓症、重篤な血液凝固障害、高脂血症（脂質異常症）、ケトーシスを伴う糖尿病、重篤な肝障害のある患者は禁忌ですが、実際には慎重に経過をみながら投与することがあります。

脂肪乳剤の投与に注意すべき患者とは

　まず基本的なこととして、アレルギーを押さえておきましょう。脂肪乳剤の主成分は大豆由来の油ですが、そのままでは水に溶けないので、乳化剤である卵黄レシチンを用いて水に溶かしています。そのため、大豆や卵にアレルギーのある患者は、基本的に使用できません。これは電子添付文書にも具体的な記載がないので見落とされがちです。アレルギーに関しては絶対禁忌だととらえておくべきですが、電子添付文書での禁忌項目は、実際は「相対禁忌」として患者の状態に応じて判断すべきだと筆者は考えています。今回は、臨床で問題となりやすい禁忌や注意すべき患者について紹介します。

脂肪乳剤は感染症になりやすい? 悪化させやすい?

　電子添付文書の「特定の背景を有する患者に関する注意」欄に、「重篤な敗血症」の記載があります。臨床栄養を勉強するとどこかで聞いたことのある、「感染症のときに脂肪乳剤はダメだ」というものです。この理由はおもに二つあり、一つは大豆油の主成分が炎症性サイトカインの前駆物質であるn-6系脂肪酸であり、炎症を惹起させるためです。もう一つは、脂肪乳剤

表 各国の急性期に対するスタンス

機関	スタンス
JSPEN	経腸栄養を開始して7～10日が経過しても十分なエネルギー量を投与できない患者では、経腸栄養と経静脈栄養を併用する。静脈栄養施行時には、必須脂肪酸欠乏症予防のため、脂肪乳剤は投与しなければならない。
ASPEN	ICU入室後1週間に経腸栄養が使用できず、経静脈栄養が必要な場合に、大豆油脂肪乳剤を併用すべきでない（GradeD）。
ESPEN	長期ICU入室患者に対して脂肪乳剤の投与を検討する（GradeB）。

が肝臓のKupffer細胞に取り込まれ、網内系機能を抑制するためです。Kupffer細胞は生体防御の役割をもつマクロファージの一種なので、余計なものを貪食すると本来の役割を果たせなくなる、という理論です。実際に多発外傷患者を中心静脈栄養（TPN）で管理した研究で、脂肪乳剤を併用したグループは併用しないグループより感染性合併症が増加したという報告[1]があります。しかしながら、この報告を除き、ヒトでの感染症増加を示すエビデンスレベルの高い報告は筆者の調べた限り存在せず、さらなる研究が待たれます。また、感染症患者への脂肪乳剤の投与が感染症を悪化させるという明確なエビデンスはありません。

　各国の急性期に対するスタンスを表に示します。ここからいえることは、ICU入室レベルの急性期疾患で入院した最初の1週間に積極的に脂肪乳剤を投与する理由はないが、それ以外の状況では検討の余地が十分にあると筆者は考えています。Q50（156ページ）で述べたとおり、適切な投与速度により網内系の機能低下は幾分か回避できるかと思います。

　なお、ほかの栄養輸液と同様、カテーテル関連血流感染症（CRBSI）のリスクは高いですから、清潔操作の徹底はいうまでもありません。

重篤な血液凝固異常・血栓症患者には絶対にダメ？

　電子添付文書で禁忌となった根拠は、脂肪乳剤を混和した血液検体で凝固反応がみられたという1964年の報告に基づきます。しかしその後のさまざまな研究で、凝固作用はあったとしても臨床的に影響はないことが示され、海外の電子添付文書では禁忌となっていません。また、脂肪乳剤にはトロンボプラスチン刺激作用があるといわれており、急速投与した場合は、脂肪酸から血管収縮作用のあるPGE_2が産生されます。一方で、ゆっくり投与した場合は血管拡張作用のあるPGI_2が産生されます。つまり、感染症対策と同様に、投与速度を適切に保つことで回避できると考えられています[2]。

重篤な肝障害のある患者にはダメ？

　重篤な肝障害とは、Child-Pugh分類のグレードCに相当しますので、少し肝酵素が基準値

を逸脱している程度であれば基本的に問題ないでしょう。大豆に含まれるフィトステロール
は、ヒトでは代謝できず、肝臓や胆汁に蓄積し、胆汁うっ滞と肝障害を起こすことが知られて
おり、とくに小児や長期投与例では注意が必要です[3]。ただし、そもそも腸管を使用しない静
脈栄養そのものが、肝疾患をひき起こしやすい状況であることも念頭におき、脂肪乳剤のメリ
ット、デメリットを総合的に判断することが肝要です。

引用・参考文献

1) Battistella, FD. et al. A prospective, randomized trial of intravenous fat emulsion administration in trauma victims requiring total parenteral nutrition. J. Trauma. 43 (1), 1997, 52-8 ; discussion 58-60.
2) 新井隆男. 脂肪乳剤と炎症との関係. 外科と代謝・栄養. 51 (2), 2017, 121-6.
3) 瀧藤克也. 脂肪乳剤の種類と現状. 日本静脈経腸栄養学会雑誌. 33 (2), 2018, 726-30.

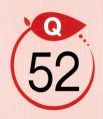

中心静脈栄養を開始するとき、徐々に栄養量を上げていくのはなぜ？

医療法人社団浅ノ川浅ノ川総合病院薬剤部主任　**東 敬一朗**　ひがし・けいいちろう

ズバリお答えします！

　中心静脈栄養（TPN）は消化管を介さない栄養管理方法のため、投与した栄養素は全身循環、つまり血液中に直接入ります。さらに、体型や食欲に関係なく一度に多くの栄養の投与も可能です。そのため、とくに高度の低栄養患者の場合は、TPNは経口摂取や経腸栄養よりも栄養投与による副作用（栄養再投与症候群［リフィーディング症候群］）のリスクが高いため、徐々に栄養量を上げていきます。

栄養素が緩やかに体内に入るメカニズムを投与速度で補う

　中心静脈栄養（TPN）は、少ない水分量で多くの栄養量の投与が可能です。つまり、濃度が高い＝浸透圧が高いので、太い中心静脈への投与が必須です。TPNにもっとも多く含まれている栄養素はブドウ糖です。現在、臨床で広く使われているマルチバッグ製剤では、いちばん濃い製剤（3号液）はブドウ糖だけで1,000kcal（製剤の栄養量の86％）を占めています。そのため、エネルギー産生栄養素のバランスとして考えるとマルチバッグ製剤だけでのTPNは現実的ではなく、アミノ酸製剤や脂肪乳剤との併用があってこそ本当の意味でのTPNといえます。

　経口摂取や経腸栄養とTPNで大きく異なる点は、消化管を使用しないことです。この影響は大きく、消化管粘膜の維持や腸管免疫だけの違いではありません。経口摂取や経腸栄養で摂取した栄養素は、血中に入る前に消化・吸収という過程を経ますが、一度肝臓を通って（脂質はリンパ管を通って）全身循環に入ります。つまり、栄養素が体内に入る速度を緩やかにするメカニズムが存在します。一方、TPNには当然ながらそのようなメカニズムは存在せず、投与された栄養素は直接全身循環に入ります。そのため、栄養素が緩やかに体内に入るメカニズムを、TPNでは投与速度というかたちで補填する必要があります。TPNではブドウ糖と脂質に投与速度の上限がありますが、これは同じ意味です。

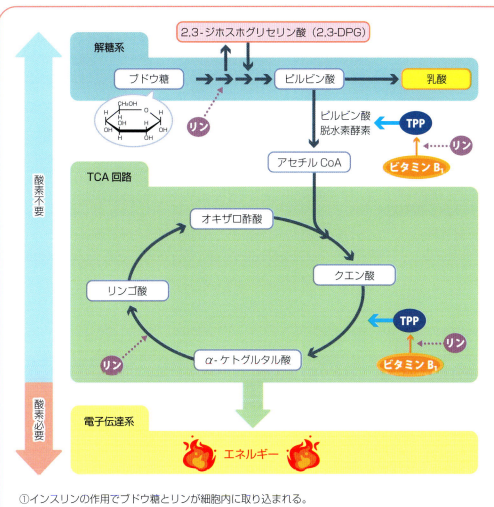

①インスリンの作用でブドウ糖とリンが細胞内に取り込まれる。
②細胞内でのブドウ糖の代謝でリンが消費される。
③リンが不足するため、解糖系で2,3-DPGはつくられなくなる。
④2,3-DPGはヘモグロビンの酸素解離に関係する物質のため、これがつくられなくなることで末梢が低酸素状態になる。
⑤酸素を必要とする電子伝達系が動かなくなるため、ピルビン酸がアセチルCoAになれず不可逆的に乳酸に変換される。
⑥ほかにもブドウ糖の好気的代謝にはリンが密接に関係しているため、リンがなくなると乳酸が増えて乳酸アシドーシスに陥る。

図　ブドウ糖の代謝と過剰投与が乳酸アシドーシスになる理由

リフィーディング症候群を起こさないために

　TPNは強制栄養でもあるため、理論上かなり多くの栄養量の投与が可能です。経口摂取だとお腹の様子（満腹感）次第で自然と食べる量が変わります。経腸栄養も強制栄養ですが腹部膨満感や逆流が起こらないように投与量を調整します。ところがTPNにはこの調整がありませ

ん。低体重の高齢者に対しても 3,000kcal という栄養量の投与ができてしまうのです。

　では、TPN を開始するときに徐々に栄養量を上げていくのはなぜでしょうか。それは栄養再投与症候群（リフィーディング症候群）を起こさないようにするためです。栄養再投与症候群は、高度の低栄養状態の患者に急激な栄養投与を行った際に起こる有害事象の総称で、肝機能障害や電解質異常などさまざまなものがありますが、とくに注意しなければならないのがブドウ糖の過剰投与による低リン血症です。ブドウ糖の投与量が過剰であると当然血糖値が上がり、インスリンが併用されます。インスリンの作用でブドウ糖は細胞内に取り込まれるのですが、その際、カリウムやリンも細胞内に一緒に取り込まれます。その後、細胞内での糖代謝でリンが大量に消費され、低リン血症に陥ります。リンがなくなるとうまく糖代謝ができず、最終的には乳酸アシドーシスとなり致命的な転帰になる可能性があります（図）。

　TPN を必要とする患者のほとんどは低栄養です。そして、TPN の組成は基本的に栄養量に占めるブドウ糖の割合が高く、ブドウ糖の過剰投与になりやすいです。その点を考慮せずにいきなり大量の TPN を投与してしまうと、栄養再投与症候群、とくに低リン血症による乳酸アシドーシスのリスクが跳ね上がります。さらに、TPN は患者がどのような状態であっても投与しようと思えばかなり多くの栄養量が投与できるため、安全に必要栄養量を投与するために、少量から徐々に栄養量を上げていく必要があります。

Q53 BCAA製剤とは？どのような効果があるの？

医療法人社団浅ノ川浅ノ川総合病院薬剤部主任 **東敬一朗** ひがし・けいいちろう

ズバリお答えします！

BCAAは分岐鎖アミノ酸のことです。その名のとおり、構造中に分岐した鎖をもつアミノ酸の総称で、バリン、ロイシン、イソロイシンが該当します。BCAA製剤には、BCAAを主成分とするものと、ほかにアミノ酸などを含むものがあります。BCAAはアンモニアの代謝、筋肉のエネルギー源といった作用があるため、とくに医療では肝硬変患者の肝性脳症の治療や予防に用いられます。

BCAA製剤とは

分岐鎖アミノ酸（BCAA）は、名前のとおり構造中に分岐した鎖をもつアミノ酸のことで、バリン、ロイシン、イソロイシンが該当します。臨床で用いられるBCAA製剤にはBCAAが多く含まれており、肝硬変患者の治療に用いられています。そのため、肝不全用アミノ酸製剤ともよばれます。

BCAA製剤は、Fischer（フィッシャー）の理論に基づくアミノ酸組成となっています。BCAAと芳香族アミノ酸（AAA）のモル比のことをFischer比といいますが、肝硬変などで肝機能が低下するとアミノ酸の代謝異常が起こるため血中のAAAが増加する一方、筋肉などで利用されるBCAAが減少することになります。つまり、Fischer比（BCAA/AAA）が低下します。BCAA製剤にはBCAAを主成分とするものとBCAA以外の成分も含まれるものがありますが、いずれにしてもBCAAを多く含有し、逆にAAAを少なくする（あるいは、まったく含まなくする）ことで、体内のFischer比を上昇させ、肝硬変に伴う諸症状を改善することを目的としています。

経口内服薬と注射薬

BCAA製剤には経口内服薬と注射薬があります。経口内服薬の効能・効果は「肝性脳症を伴う慢性肝不全患者の栄養状態の改善」や「食事摂取量が十分にもかかわらず低アルブミン血症

Nutrition Care 2024 冬季増刊 **165**

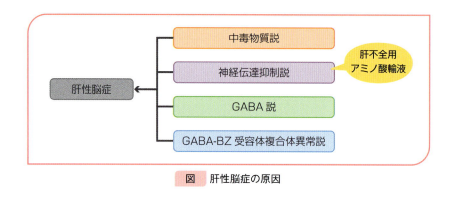

図 肝性脳症の原因

を呈する非代償性肝硬変患者の低アルブミン血症の改善」ですが、注射薬の効能・効果は「慢性肝障害時における脳症の改善」となっています。つまり、前者は肝硬変患者の栄養状態の改善も目的に含まれていますが、後者はあくまで肝性脳症に対する治療薬という意味合いが強くなります。そのため、経口内服薬は非代償性肝硬変患者が日常的に服用し続ける製剤であるのに対して、注射薬は同じ非代償性肝硬変患者で肝性脳症を呈している場合にのみ使用され、肝性脳症が改善した際には中止すべき製剤となります。

肝性脳症とアンモニア

BCAAのおもなターゲットである肝性脳症ですが、その原因にはいくつかの説があります（図）。通常、肝性脳症患者のモニタリングには血中のアンモニア値が用いられますが、アンモニアは中毒物質説に含まれます。注射薬のBCAA製剤を投与するとアンモニア値が低下するため中毒物質説に基づくものだと思われがちですが、実際は神経伝達抑制説とされています。ただ、いずれにしても血中のアンモニア値は低下するので、モニタリングとしてアンモニア値を用いるのには何ら問題はありません。

アンモニアはおもに肝臓の尿素サイクルで代謝されますが、骨格筋の別の経路でも代謝され、その際にBCAAが必要となります。またBCAAは骨格筋などの筋線維の原料であるだけでなく、グリコーゲン不足の際にはエネルギー源にもなります。こういったことから、骨格筋は第二の肝臓ともいえるのです。肝硬変患者は肝機能が低下しているため、肝臓で十分にアンモニアが代謝できなくなっており、肝臓のグリコーゲン貯蔵量も少なくなっています。そのため、とくに肝硬変患者にとっては骨格筋がきわめて重要な役割を担っており、骨格筋の機能の手助けをするのがBCAAです。

少し余談になりますが、静脈栄養で用いられる一般的な組成のアミノ酸製剤にもBCAAが含有されているものがあります。より体内でのたんぱく合成に適しているとされ、頻用されています。

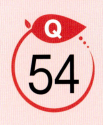

Q54 静脈栄養から離脱できない患者にはどのように対応すればいいの？

医療法人社団浅ノ川浅ノ川総合病院薬剤部主任　**東 敬一朗** ひがし・けいいちろう

ズバリお答えします！

末梢静脈栄養（PPN）を行っていて静脈栄養からの離脱が困難だと判断される場合には、PPNでは十分な栄養量の投与は不可能（とくに高齢者）であるため、早めにTPNに移行します。また、TPNは食事とは違って毎日組成を変更することは現実的ではないので、栄養量や栄養素の過不足が起こらないよう、できるだけ個々に適した組成にしなければなりません。

静脈栄養を選択する理由とは？

　栄養補給・水分補給の基本は、経口摂取や経腸栄養などの消化管を介したものになります。しかし、疾患などの影響で消化管が機能していない場合や、経口摂取や経腸栄養だけでは十分量の栄養・水分を補給できない場合には、静脈栄養による栄養管理が必要となります。静脈栄養から離脱できないのは、消化管が機能していない（利用できない）患者です。消化管が機能している場合は、そちらを利用しない手はありませんので、経口摂取や経腸栄養を選択すべきですが、何らかの理由でそれだけでは十分量の栄養を摂取できない場合は、補助的に静脈栄養を行うこともあります。

離脱できないと判断した場合は、より早期に中心静脈栄養へ移行を

　患者の栄養管理を行う際、栄養療法のアルゴリズムを念頭においてとりかかるとよいでしょう（図）[1]。このアルゴリズムでも消化管が安全に使用できるかどうかが大きなポイントであり、消化管が安全に使用できない、あるいは機能していない場合には経静脈栄養の適応となります。静脈栄養が短期間（おおよそ10日以内）と予想される場合にはPPNが、逆に長期間（おおよそ10日以上）あるいは厳密な水分制限が必要な場合には中心静脈栄養（TPN）が選択されます。

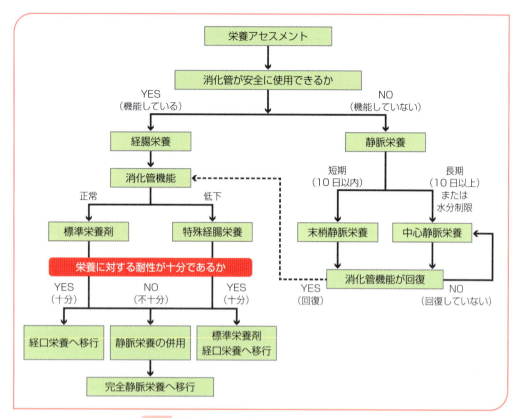

図 栄養療法のアルゴリズム（文献1を参考に作成）

　PPNに用いられる製剤は浸透圧が低いため、多くの栄養量を投与しようとするとどうしても水分量も多くなってしまいます。そのため、高齢者などで水分負荷があまりできない場合には、投与できる栄養量はかなり少なくなります。実際にPPNで投与できる最大の栄養量は1,200kcal前後にとどまります。栄養管理を必要としているということは、そもそも低栄養状態であることを忘れてはなりません。その状態で静脈栄養から離脱できない場合、PPNを続けることはむしろ低栄養を悪化させる原因となります。そのため、図[1]では静脈栄養の期間がおおよそ10日以上になるとTPNを選択することになっていますが、静脈栄養から離脱できないと判断した場合は、より早期にTPNに移行したほうがよいでしょう。

　TPNは、中心静脈カテーテル挿入時に侵襲を伴い、合併症のリスクもあります。しかし、それらを気にすることで患者の低栄養が悪化してしまうことは本末転倒です。時には思い切った判断も必要であるといえます。

静脈栄養は個々の患者に適した組成を

　静脈栄養から離脱できない患者にTPNを行う場合、もう一つ注意点があります。それはで

きるだけその患者に適した組成でなければならないということです。われわれがふだん摂取している食事では、意識的・無意識的にかかわらず栄養量や栄養バランスを調整しています。毎日焼き肉だけを食べ続ける人はきわめてまれで、多くの人は翌日はあっさりした食事にするなど、工夫をしていると思います。TPN では組成の調整がまったくできないわけではありませんが、毎日組成を変更することは現実的にはなかなかむずかしいです。そのため、とくに維持期であれば個々の患者に適した、ある程度の期間投与し続けても問題が起こらない組成にする必要があります。つまり、不適切な組成であっても、患者の状態に変化がなければ（あったとしてもそれに気づかなければ）、その栄養量が投与され続けてしまうのが静脈栄養なのです。いずれにしても十分なモニタリングを行い、量的・質的に最適な TPN が施行されなければなりません。

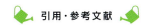

引用・参考文献

1) ASPEN Board of Directors and the Clinical Guidelines Task Force. Guidelines for the use of parenteral and enteral nutrition in adult and pediatric patients. JPEN. J. Parenter. Enteral Nutr. 26（1 Suppl）, 2002, 1SA-138SA.

索引

欧文・数字

ACP	133
ADL	36
AWGS2019	43
BCAA 製剤	165
BI	36
BIA 法	30
BMI	48
CONUT	22
CRP	34
CT	31
DXA 法	30
EWGSOP2	42
FIM	36
Food fortification	106
GLIM 基準	24
GLIS 基準	43
GNRI	21
J-CHS 基準	40
Katz Index	37
Lawton IADL	37
Long の式	59
MEALS ON WHEELS	20
MEDPass	103
MNA®	19
MNA®-SF	16
MST	17
MUST	17
MWST	52
NPC/N 比	64
NRS-2002	16
ODA	19
ONS	98, 100, 103, 106
OPQRST	20
PICC	140
PNI	21
PPN	139
refeeding syndrome	45
RSST	52
SGA	19
Sip feeding	103
TPN	140
US	31
VFA	49

あ行

アンモニア	166
溢水	83
胃瘻	118、126, 128, 132
ウエスト周囲長	49
栄養障害	14
—評価	14
—評価の再評価	15
エネルギー消費量	59

★増刊への感想・提案

　このたびは本増刊をご購読いただき、まことにありがとうございました。編集室では今後も、より皆さまのお役に立てる増刊の刊行を目指してまいります。つきましては本書に関するご感想・ご提案などがございましたら、当編集室までお寄せください。また、掲載内容につきましてのご質問などがございましたらお問い合わせください。

★連絡先
〒532-8588　大阪市淀川区宮原 3-4-30 ニッセイ新大阪ビル 16F
株式会社メディカ出版「ニュートリションケア編集室」
E-mail：nutrition@medica.co.jp

The Japanese Journal of Nutrition Care　　ニュートリションケア 2024 年冬季増刊（通巻 226 号）

病棟業務で活用できる
栄養評価と栄養療法のキホン Q＆A

2024 年 12 月 30 日発行	編　　集	西條　豪
	発 行 人	長谷川　翔
	編集担当	西川雅子・高坂美波
	編集協力	吉井有美
	組　　版	稲田みゆき
	発 行 所	株式会社メディカ出版
		〒532-8588　大阪市淀川区宮原 3-4-30
		ニッセイ新大阪ビル 16F
		編集　　　　　　電話：06-6398-5048
		お客様センター　電話：0120-276-115
		E-mail　nutrition@medica.co.jp
		URL　https://www.medica.co.jp/
	広告窓口	総広告代理店（株）メディカ・アド　電話：03-5776-1853
	デザイン	藤田修三
	イラスト	中村恵子
定価（本体 3,000 円＋税）	印刷製本	株式会社シナノ パブリッシング プレス

ISBN978-4-8404-8414-5　　　　　　　　　　乱丁・落丁がありましたら、お取り替えいたします。
　　　　　　　　　　　　　　　　　　　　　　　　　　　　　　無断転載を禁ず。
　　　　　　　　　　　　　　　　　　　　　　　　　　　Printed and bound in Japan

本誌に掲載する著作物の複製権・翻訳権・翻案権・上映権・譲渡権・公衆送信権（送信可能化権を含む）は株式会社メディカ出版が保有します。
JCOPY ＜（社）出版者著作権管理機構　委託出版物＞
本書の無断複写は著作権法上での例外を除き禁じられています。複写される場合は、そのつど事前に、（社）出版者著作権管理機構（電話 03-5244-5088、FAX 03-5244-5089、e-mail：info@jcopy.or.jp）の許諾を得てください。

好評書

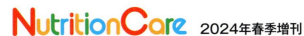

病院・介護保険施設・在宅で活用できる
高齢者の栄養ケア ポイントBOOK

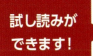
試し読みができます！
メディカ出版 オンラインストア

福島学院大学短期大学部食物栄養学科准教授
田村 佳奈美 編著

「食べること」「栄養をとること」は「健康に」年齢を重ねるために大切である。高齢者の栄養状態や栄養摂取状況は、疾患、薬剤の影響、認知症の有無など、さまざまな要因によって一人ひとり大きく異なる。栄養士・管理栄養士が高齢者の食と栄養の特徴を理解し、最適な栄養ケアを行えるよう、Q&A形式でわかりやすく解説する。

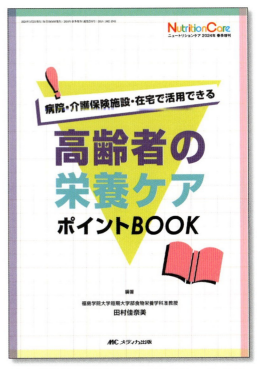

定価3,300円（本体＋税10％） B5判／184頁　ISBN978-4-8404-8412-1

内容

第1章　高齢者における栄養の特徴と食事の工夫
Q1　高齢者に低栄養が多いのはなぜ？　ほか

第2章　高齢者の栄養アセスメント
Q8　高齢者の身体計測はどのように行うの？　ほか

第3章　高齢者の摂食嚥下障害と口腔ケア
Q14　どのようなときに摂食嚥下障害を疑うの？　ほか

第4章　高齢者の浮腫・脱水
Q22　高齢者の浮腫の原因は何？　ほか

第5章　高齢者の排尿・排便障害
Q26　高齢者の排尿障害の原因は何？　ほか

第6章　高齢者の感染症・褥瘡
Q34　低栄養と感染症はどう関連するの？　ほか

第7章　高齢者の筋力低下と運動
Q41　高齢者の運動と栄養（代謝）はどう関連しているの？　ほか

第8章　薬剤と栄養・食事の関係
Q46　嚥下機能に影響する薬剤はあるの？　ほか

第9章　認知症における食事の工夫
Q49　認知症の原因疾患にはどのようなものがあるの？食事の障害は異なるの？
Q50　認知症で食べられなくなる原因は何？食べられなくなったらどうすればいいの？　ほか

すべての医療従事者を応援します　**MC メディカ出版**

NutritionCare 2023年秋季増刊

ドクターに任される管理栄養士になる！
経腸栄養プランニング

試し読みができます！

メディカ出版 オンラインストア

独立行政法人労働者健康安全機構大阪労災病院
栄養管理部栄養管理室長
西條 豪 編著

経腸栄養管理は、管理栄養士に求められる重要なスキルである。本書では、経腸栄養法を行ううえで必須となる知識と、多様な疾患の症例を解説する。患者の病態を見きわめ、適切な経腸栄養剤の選択・投与・変更提案を含めたプランニングができる管理栄養士になるために欠かせない一冊。

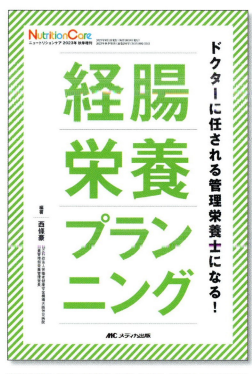

定価3,080円（本体＋税10％） B5判／144頁　ISBN978-4-8404-8106-9

内容

第1章　経腸栄養法の基本
1. 経腸栄養プランニングの考え方
2. 経腸栄養の投与ルート
3. 経腸栄養剤の種類と特徴
4. 経腸栄養の合併症

第2章　症例でわかる経腸栄養プランニングのポイント
1. 腎疾患
2. 肝硬変
3. 心不全
4. クローン病
5. 食道がん
6. 膵臓がん
7. 短腸症候群
8. 脳神経外科（急性期）
9. 重症肺炎
10. 重症急性膵炎
11. 回復期リハビリテーション
12. 褥瘡
13. 在宅

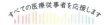

すべての医療従事者を応援します　**MC メディカ出版**

―脂質量 ……………………………… 66

―たんぱく質 ……………………… 63

肥満 ……………………………………… 48

―度 ……………………………………… 49

病態別経腸栄養剤 …………………… 124

微量ミネラル ………………………… 76

不感蒸泄 ……………………………… 58

フードテスト ………………………… 52

フレイル ……………………………… 39

ま行

末梢静脈栄養 ………………………… 139

―輸液製剤 …………………………… 150

末梢挿入型中心静脈カテーテル ……… 140

や行

葉酸 ……………………………………… 72

ら行

理想体重 ……………………………… 54

リフィーディング症候群 …………… 45, 163

臨床虚弱尺度 ………………………… 40

た行

体格指数	48
体脂肪量	49
代謝水	57
体重減少	27
体内水分量	57
脱水	82, 144
多量ミネラル	74
窒素バランス	65
中心静脈栄養	140, 162
中粘度流動食	121
超音波検査	31
腸管	
―機能	115
―虚血	115
低栄養	
―アセスメントツール	19
―スクリーニングツール	16
―の重症度判定	25
―の診断（基準）	25
―リスクインデックスツール	21
低張性脱水	83
電解質輸液製剤	147
等張性脱水	83

な行

内臓脂肪面積	49
ナトリウム補正	74
二重エネルギーX線吸収測定法	30
日常生活動作	36
乳酸アシドーシス	163
粘度	
―可変型流動食	122
―調整食品	122

は行

バーセル指数	36
ハーフ食	109
半消化態栄養剤	123
反復唾液嚥下テスト	52
ビタミン	
―A	69
―B_1	71
―B_{12}	72
―D	70
―K	70
非たんぱく質カロリー／窒素比	64
必要	
―栄養量	54
―エネルギー量	59
―水分量	57

嚥下障害 ……………………………… 51	高粘度流動食 ……………………… 120
炎症反応 ……………………………… 33	コンピューター断層撮影 ………… 31

か行

改訂水飲みテスト ………………… 52	細胞外液補充液 …………………… 144
過栄養 ………………………………… 48	サルコペニア ……………………… 42
カリウム補正 ……………………… 74	実測体重 …………………………… 54
簡易式 ………………………………… 59	脂肪乳剤 ………………… 156, 159
肝疾患におけるサルコペニア …… 43	─の投与速度 …………………… 157
肝性脳症 …………………………… 166	循環動態 …………………………… 114
機能的自立度評価 ………………… 36	消化管瘻アクセス ………………… 118
筋肉量の評価方法 ………………… 30	消化吸収率 ………………………… 85
空腸瘻 ……………………………… 118	消化態栄養剤 ……………………… 123
経胃空腸瘻 ………………………… 119	脂溶性ビタミン …………………… 69
経口摂取 …………………………… 90	静脈栄養法 ……………… 136, 139
─不良 …………………… 92, 95	食道瘻 ……………………………… 119
経口的栄養補助食品 … 98, 100, 103, 106	食品強化 …………………………… 106
経腸栄養	食物繊維 …………………………… 79
─のアクセス …………………… 117	食欲不振 …………………………… 95
─法 …………………… 112, 114	人生会議 …………………………… 133
─ポンプ ………………………… 122	身体計測 …………………………… 32
経鼻	水分出納 …………………………… 82
─アクセス ……………………… 117	水溶性ビタミン …………………… 71
─胃管 …………………………… 117	生体電気インピーダンス分析法 … 30
─腸管 …………………………… 118	成分栄養剤 ………………………… 123
高カロリー輸液製剤 ……………… 153	生理食塩液 ………………………… 142
高張性脱水 ………………………… 83	